JN060710

アトピー

肌のカサカサ・ジュクジュク・ブツブツ

かゆみ・じんましん

皮膚とアレルギーの名医が教える

最高の治し方大全

文響社

はじめに

つらいかゆみを伴う湿疹《しっしん》が皮膚に現れ、慢性的によくなったり悪くなったりをくり返す「アトピー性皮膚炎」は、遺伝的・環境的要因が複雑に絡み合って発症する病気で、現在のところ、完全な治療法は発見されていません。

２００８年に約35万人だった日本におけるアトピー性皮膚炎の患者数は、２０１７年にはおよそ16万人増の約51万人と、増加傾向にあります。アトピー性皮膚炎に悩まされている患者さんの多くは子供ですが、近年は大人の難治性アトピー性皮膚炎も増えており、幼少期にすっかり治ったと思っていた症状が、なんらかの要因によって再発、悪化するというケースも見受けられます。

アトピー性皮膚炎の標準治療は、①薬物療法、②スキンケア、③悪化因子の検索と対策、の三つの柱からなり、最終的に薬物療法をあまり必要としない状態を維持することをめざします。時間はかかりますが、医師の指導のもとでガイドラインに沿った正しい治療を根気よく続けていけば、少しずつ症状は落ち着き、改善していきます。

しかし、患者さんの中には、なかなか治らない病気の苦しみや、薬物療法に用いるステロイド外用薬に対する誤った認識などから標準治療を外れ、いわゆる「民間療法」に傾倒していく人たちもいます。民間療法には、〝アトピービジネス〟などといったエビデンス（科学的根拠）のないものも存在し、それらを試した結果、せっかくの治療する機会を失い、症状をより悪化させてしまうということもあります。

そうならないためにも、アトピー性皮膚炎に対するエビデンスのある確かな知識を身につけ、正しい原因と治療法を知ることが大切です。

本書では、そんなアトピー性皮膚炎に対して多くの人々が抱く146の疑問や不安に、日本を代表する皮膚科・アレルギーの専門医が、一問一答形式でわかりやすく回答します。病気の症状・原因の説明に始まり、検査、診察、治療法、薬の種類と効果、スキンケア、食事や運動などのセルフケア、生活習慣の改善ポイントまで詳細に解説しているので、参考にしてください。また、アトピー性皮膚炎以外にも、じんましんや老人性乾皮症など、「かゆみ」を招くさまざまな症状についても取り上げています。

本書を読めば、アトピー性皮膚炎の治療で何が重要か、具体的にどのような対策を取ればいいかが理解できるでしょう。

あなたに合った最高の治し方を見つけてください。

日本医科大学大学院皮膚粘膜病態学教授　佐伯秀久

解説者紹介　※掲載順

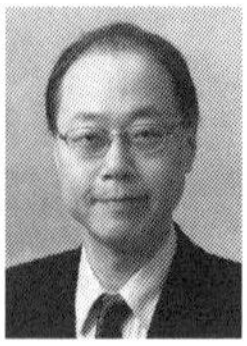

日本医科大学大学院
皮膚粘膜病態学
教授

佐伯秀久《さえきひでひさ》先生

東京大学医学部卒業後、同大学医学部附属病院皮膚科研修医、関東労災病院皮膚科医員、東京大学医学部皮膚科助手、米国国立衛生研究所（NIH）皮膚科留学を経て、東京大学医学部皮膚科講師、東京慈恵会医科大学皮膚科准教授などを歴任して、2014 年より現職。日本医科大学付属病院皮膚科部長、日本皮膚科学会理事、日本研究皮膚科学会理事、日本皮膚免疫アレルギー学会理事、日本アレルギー学会アトピー性皮膚炎診療ガイドライン専門部会長などを務める。専門はアトピー性皮膚炎、乾癬、皮膚免疫、皮膚疾患の遺伝子解析。

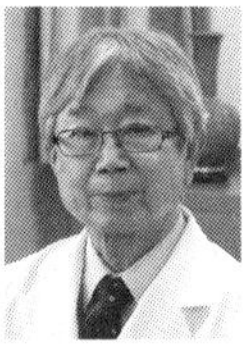

順天堂大学
大学院医学研究科
皮膚科学特任教授

髙森建二《たかもりけんじ》先生

順天堂大学医学部卒業後、同大学生化学講師、デューク大学リサーチアソシエイトを経て、順天堂大学皮膚科教授、同大学医学部附属浦安病院長を歴任し、現職。順天堂大学名誉教授、同大学大学院環境医学研究所長、順天堂かゆみ研究センター長などを務める。専門はかゆみの生理学、アトピー性皮膚炎の病態と治療など。難治性かゆみの研究においては、難治性かゆみの症状に神経線維の表内侵入が関与していることを世界で初めて明らかにした。著書に『からだがかゆい！─乾燥肌、アトピー性皮膚炎、かぶれ、原因不明のかゆみで困っている人へ』などがある。

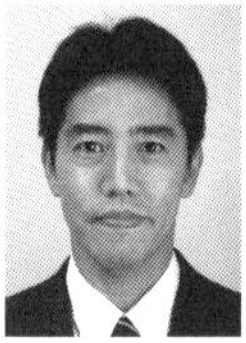

九州大学大学院
医学研究院
皮膚科学分野
診療准教授

中原剛士《なかはらたけし》先生

九州大学医学部卒業。医学博士。日本皮膚科学会専門医・指導医、日本アレルギー学会専門医。九州大学病院皮膚科での一般外来、アトピー性皮膚炎専門外来、生物学的製剤専門外来での診療を行いながら、治験・臨床研究を統括。医学部学生の臨床実習の指導、皮膚科学講義を行い、大学病院研修医の指導医を担う。専門は皮膚科学、皮膚免疫学、アレルギー学、腫瘍免疫で、特にアトピー性皮膚炎・乾癬の病態解明・新規治療にかんする基礎研究・臨床研究を行っている。アトピー性皮膚炎診療ガイドライン作成委員、蕁麻疹診療ガイドライン作成委員を務める。

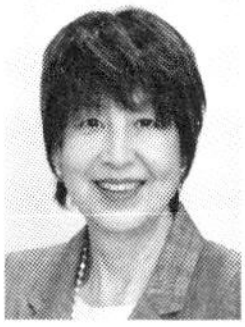

小林皮膚科医院
院長

小《こ》林《ばやし》美《み》咲《さき》先生

東京医科歯科大学医学部卒業。東京医科歯科大学医学部皮膚科大学院修了、東京医科歯科大学附属病院皮膚科、都立墨東病院皮膚科勤務を経て、1987 年小林皮膚科医院を開院。医学博士、日本皮膚科学会認定皮膚科専門医、日本皮膚科心身医学会名誉会員、皮膚科心身症、特にアトピー性皮膚炎の掻破行動を研究、嗜癖的掻破行動を提唱。皮膚科心身症治療の第一人者としてまたスキンケアにかんする講演や学会活動、専門書執筆などでも活躍している。著書に『図解 がまんできない！皮膚のかゆみを解消する正しい知識とスキンケア』。

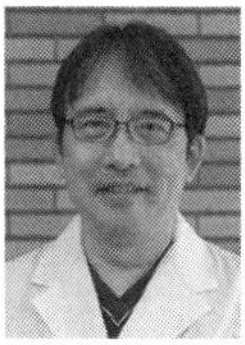

大阪府済生会
中津病院
小児科、免疫アレルギーセンター部長

清益《きよます》功浩《たかひろ》先生

京都大学医学部卒業。京都大学医学部附属病院、日本赤十字社和歌山医療センター、市立岸和田市民病院、国立病院機構京都医療センター、大和高田市立病院小児科部長を経て、現職。畿央大学健康学部理学療法科小児科学の非常勤講師兼務。日本小児科学会代議員、日本アレルギー学会代議員、日本小児臨床アレルギー学会代議員・理事などを務める。専門は小児科、免疫、感染症、アレルギー。小児科専門医・指導医、アレルギー専門医・指導医、ICD、メンタルヘルス・マネジメントⅡ種。『アトピーを正しく知って治す新常識』『じんましんの「真」常識』など著書多数。

目次

第4章 アトピー性皮膚炎の治療法についての疑問22

第5章 ステロイド治療についての疑問18

第6章 かゆみついての疑問26

第7章 かゆみを抑える方法やスキンケアについての疑問12……153

第1章

アトピー性皮膚炎についての基本的な疑問７

Q1 「アトピー性皮膚炎」と診断されました。どんな病気ですか？

アトピー性皮膚炎とは、かゆみを伴う湿疹《しっしん》などの症状が皮膚に現れ、慢性的によくなったり悪くなったりをくり返す病気を指します。

アトピー性皮膚炎の患者さんの多くは、「アトピー素因」と呼ばれるアレルギーを起こしやすい体質を持っています。アトピー素因を持っているかどうかは、以下の2点で判断することができます。

①両親や家族、本人が、気管支喘息《ぜんそく》、アレルギー性鼻炎、結膜炎、アトピー性皮膚炎のうちのいずれか、あるいは複数にかかったことがある。

②IgE（免疫グロブリンE）というアレルギー反応に関与する抗体を産生しやすい体質である。

ただし、アトピー性皮膚炎の定義では、アレルギーの存在は必須ではありません。素因を持たない人でもアトピー性皮膚炎になることがあるため、アトピー素因は診断のさいの手がかりの一つです。

アトピー性皮膚炎の診断基準は、日本皮膚科学会がまとめた『アトピー性皮膚炎診療ガイドライン』に次のように記されています。

①かゆみがある

②特徴的な皮疹《ひしん》（皮膚に現れる肉眼的変化である発疹《はっしん》の表現方法）とできやすい部位

・赤い発疹（紅斑《こうはん》）、ジュクジュクした赤い発疹（湿潤性紅斑）、かさぶた（痂皮《かひ》）、皮膚の表面がゴワゴワと硬くなる（苔癬化《たいせんか》）、皮膚が細かくはがれた状態（鱗屑《りんせつ》）など。

・額、目や口のまわり、唇、耳のまわり、頚部《けいぶ》（首）、四肢《しし》の関節、体幹などにできやすく、体の左右の同じような部位に見られる。

※できやすい部位は年齢によって異なり、乳児期は頭や顔にはじまり、しばしば体幹や四肢に下降。幼小児期は頚部と四肢関節部に病変が見られ、思春期・成人期は上半身（頭、頚部、胸、背中）に発症する傾向があります。

③経過

・症状がくり返し起こる。

・乳児では２ヵ月以上、そのほかの年齢では６ヵ月以上症状が続いている。

このうちの①、②および③が当てはまれば、症状の軽い重いを問わず、アトピー性皮膚炎と診断されます。

（佐伯秀久）

Q2 「アトピー」とはどういう意味ですか？

「アトピー」という言葉は、ギリシャ語で「奇妙な」「不思議な」「とらえどころのない」といった意味を持つ「atopos《アトポス》」に由来しています。

実際にアトピーという言葉が使われるようになったのは比較的新しく、19世紀に入ってからのことです。１９２３年にアメリカのコカとクックという二人の学者が、家族内・家庭内に発生する原因不明で異常なアレルギー病を指し、先天的に過敏症を起こしやすい遺伝的な体質のことを総称してアトピーと名づけたといわれています。アトピーという言葉には、その命名の時点で「奇妙な病気」という意味合いが込められていたのです。

その後、１９３３年にアメリカの皮膚科医・ザルツバーガーが、保湿性湿疹《しっしん》、内因性湿疹などと称されていた病気を一つにまとめて「アトピー性皮膚炎」という病名を提唱しました。

以来、現在に至るまでの間、アトピー性皮膚炎は完全な治療法が発見されていませんが、多くの有効な治療法が開発されています。

（佐伯秀久）

日本におけるアトピー性皮膚炎の総患者数

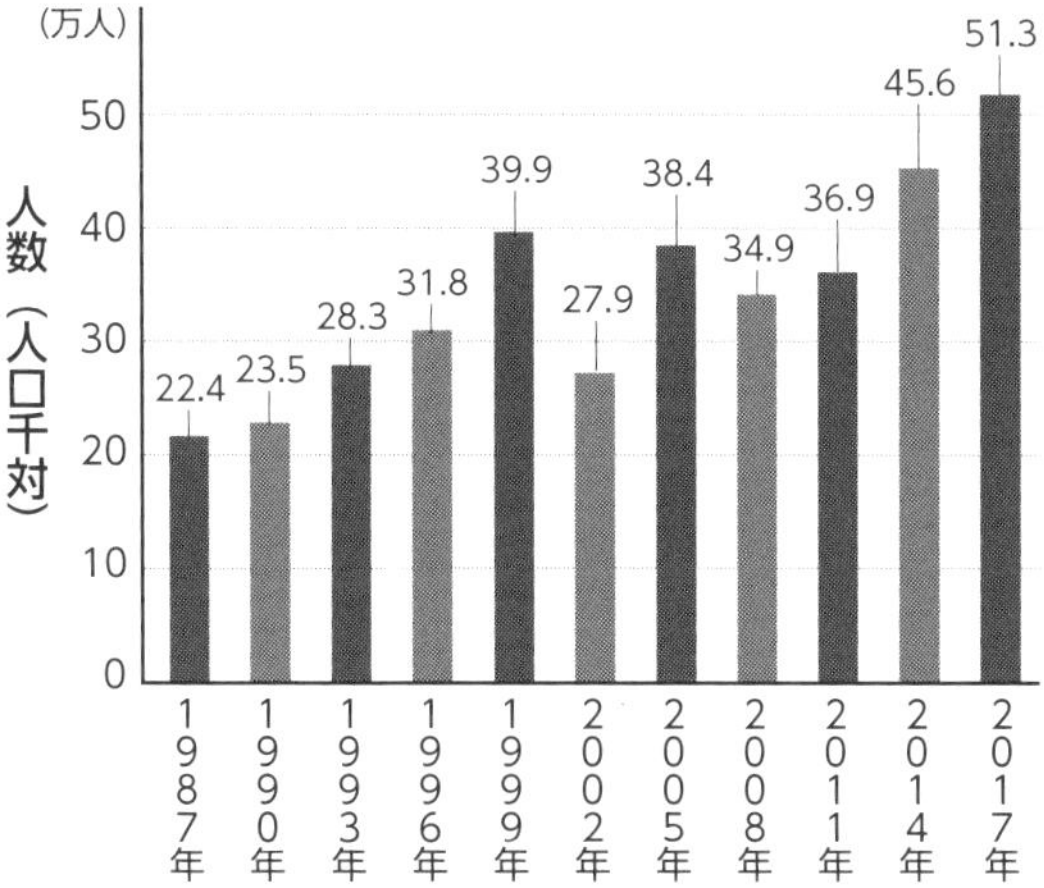

※平成29年 厚生労働省の患者調査より改変

Q3 アトピー性皮膚炎の人は日本にどのくらいいますか？

日本人のアトピー性皮膚炎の患者数は、近年、増加傾向にあることが明らかにされています。

厚生労働省の患者調査によると、２０１７年のアトピー性皮膚炎の総患者数は約51万人と報告されています（上のグラフを参照）。この数字は、２００８年の同じ調査で約35万人だった患者数が、９年間でおよそ16万人も増加したことを表しています。さらに、１９８７年の総患者数と比較すると、ここ30年間で約２倍以上に増えていることがわかります。

（佐伯秀久）

Q4 アトピー性皮膚炎は治りにくいといいますが、なぜですか？

アトピー性皮膚炎の多くは、その人自身が生まれつき持っている「体質」がある程度関係しているため、病気を短期間で完全に治すのは難しいとされています。そのうえで、皮膚の状態をできるだけ早くよくして、いい状態を長く保ち続けていくことが大切になります。

日本皮膚科学会では、アトピー性皮膚炎の治療における目標を、以下のようにあげています。

●症状がない。あるいは、あっても軽微であり、日常生活を送るのに支障がなく、薬物療法もあまり必要としない。

●軽微ないしは軽度の炎症は持続するが、急性に悪化することはまれで、悪化しても続くことはない。

アトピー性皮膚炎は、皮膚のいい状態を長く保ちつづけていけば、いずれは完治も期待できる疾患《しっかん》です。

（佐伯秀久）

Q5 子供だけでなく大人でも発症しますか？

アトピー性皮膚炎といえば、多くの人が「子供の病気」というイメージを持つかもしれませんが、**近年は成人に見られる「大人アトピー」が増えています。**

アトピー性皮膚炎の要因は、子供でも大人でも本質的には変わりません。「皮膚のバリア機能」（外部のさまざまな異物が皮膚の中に侵入するのを防いだり、体内の水分の蒸発を防いだりする働き）が弱く、乾燥しやすい肌に、なんらかの負荷が加わることで症状が発生します。大人の場合、その負荷に当たるのが、環境変化に伴う睡眠不足や生活リズムの乱れ、仕事でのストレスなどです。

ただし、大人になってから突然発症するというケースは、極めて少ないといわれています。多くの場合、幼少期にアトピー性皮膚炎を発症していて、その後、本人も自覚のないままにほとんど目立たない程度にまで治っていたのが、社会人になり、さまざまな環境的要因によって、症状がぶり返したことによるものだと考えられています。

大人のアトピー性皮膚炎は治りにくいこともありますが、医師の指導のもとで正しい治療を続けていけば、着実に回復に向かいます。

（佐伯秀久）

Q6 「なぜこんなになるまで放置したのか」と医師に責められました。私が悪いのでしょうか？

何も悪くありません。もし診断のさい、医師がご質問にあるような発言をしたとすれば、それは患者さんではなく医師の側に問題があると考えてください。

アトピー性皮膚炎にかぎらず、初対面の患者さんに対して、強い口調でしかり飛ばす医師がいるという話は、確かに聞いたことがあります。「どうして、こんな状態になるまで放っておいたんですか！」と。このように医師が怒るのは、アトピー性皮膚炎であれば、皮膚の状態が悪いこと＝患者が治療をサボっていたせいと判断するからでしょう。しかし、まだ信頼関係も築かれていない状態で、くわしい話も聞かないうちにしかってくる医師のいうことに、耳を傾ける患者さんはいません。不安を抱えて病院にきてくれた患者さんに対する態度として間違っていますし、患者さんとしては「二度とこの病院には行かない」となるのがふつうの反応でしょう。

ステロイド治療薬を使う標準治療から外れてしまう患者さんが少数ながらいることの原因の一つには、こういった医師や医療への不信があるかもしれません。

（佐伯秀久）

Q7 症状がよくなってもすぐまた悪化するのはなぜですか？

アトピー性皮膚炎は、Ｑ５で述べたとおり、医師の指導のもとで標準治療を続けていった結果、いったんはうまく治ったかのように思えても、大人になってからなんらかのきっかけで再発、悪化することがあります。数年から10年ぐらいたって再発する場合もあり、症状は以前よりも重くなり、寛解《かんかい》（完治とまではいえないが、症状が治まって穏やかである状態）するまでに時間を要することもあります。

アトピー性皮膚炎の再発や悪化の原因には、カーペットのダニや汗、花粉、カビ、ペットなどの動物の毛、かぶれを起こす物質など、「アレルゲン」（アレルギーの原因となる物質）と呼ばれる物質があげられます。確実に症状を悪化させる物質がわかっている場合は、取り除くほうがいいでしょう。

ただし、アトピー性皮膚炎は特定の物質がアレルゲンとなって発症すると思われがちですが、実際は皮膚のバリア機能（次ジペー〔次ページ〕の図を参照）の低下が発症の根本にあるため、アレルゲンとの因果関係は必ずしもはっきりしません。

皮膚のバリア機能の比較

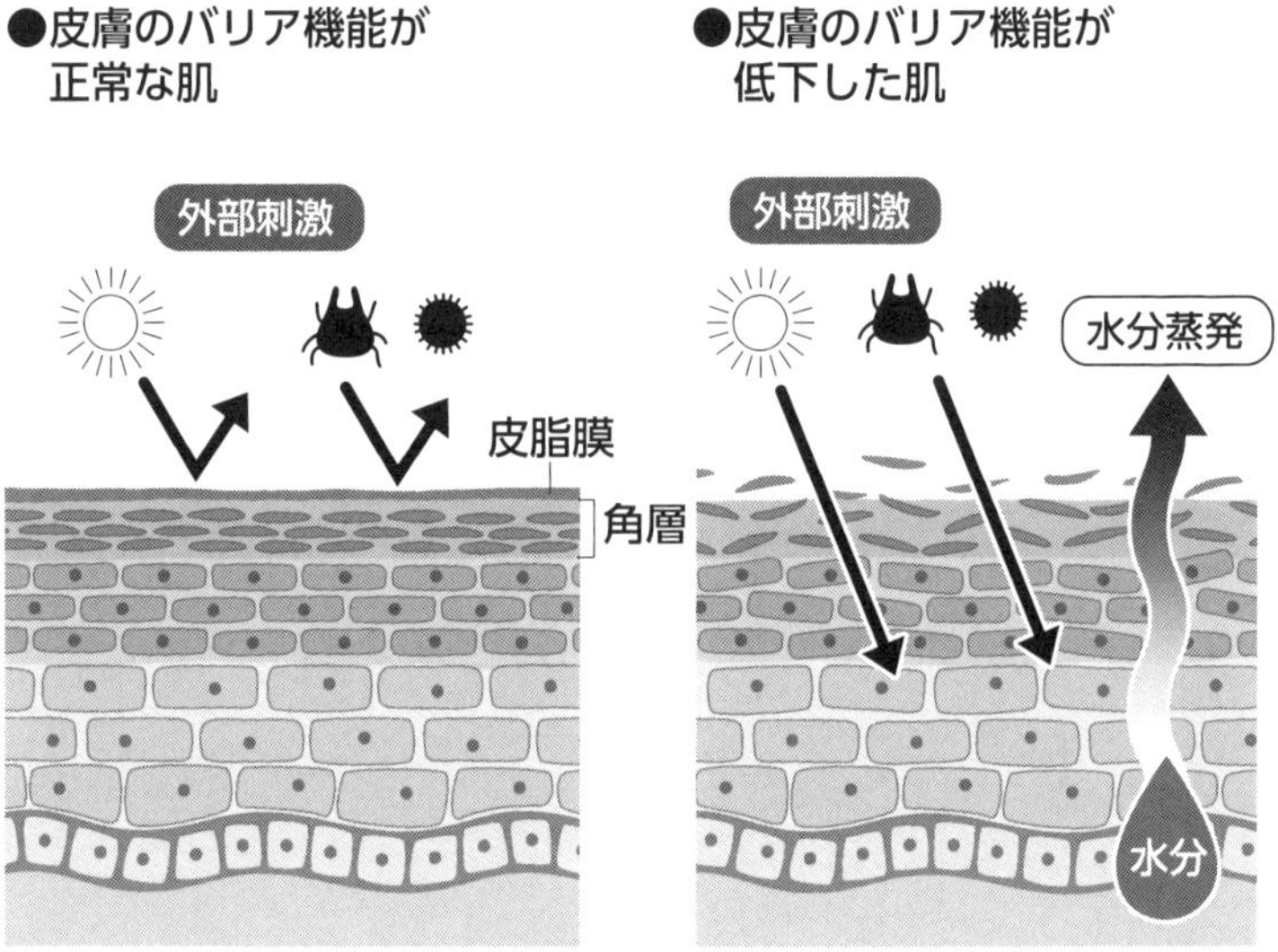

むしろ、髪の毛や衣類、寝具、石けん、シャンプー、香水、化粧品、食べこぼしの汚れなど、身のまわりにあるささいな刺激のほうが大きな影響を与えているといえます。

アトピー性皮膚炎を再発させないためには、皮膚を乾燥から守り、**皮膚のバリア機能を低下させないことが大切です。**そのためにはアレルゲンとなる物質を除去することだけにとらわれず、保湿外用薬を使ったスキンケアを毎日続けながら、日常生活におけるさまざまな皮膚への刺激をなるべくさけるようにしましょう。（佐伯秀久）

第2章

アトピー性皮膚炎の症状・原因についての疑問18

Q8 赤みやブツブツができてかゆいのですが、アトピー性皮膚炎でしょうか？

第1章でも述べたとおり、アトピー性皮膚炎の基本的な症状は、「かゆみを伴った皮《ひ》疹《しん》が、体の左右対称の同じような部位にくり返し現れる」ということです。質問には「赤みやブツブツができてかゆい」とありますが、この症状が皮疹になります。

アトピー性皮膚炎の皮疹は、ジュクジュクした症状が主体の「急性期」と、皮膚がゴワゴワと厚くなってくる「慢性期」の二つの症状に大きく区別され、それぞれ以下の特徴を持っています。

●急性期の皮疹の特徴

・紅斑《こうはん》（赤い皮疹）
・湿潤性紅斑（赤くジュクジュクした皮疹）
・丘疹《きゅうしん》（ブツブツした皮疹）
・漿液《しょうえき》性皮疹（水ぶくれを伴うブツブツとした皮疹）
・鱗屑《りんせつ》（角質がカサカサしてむけてくる状態）

・痂皮《かひ》（かさぶた）など

●慢性期の皮疹の特徴

・湿潤性紅斑
・苔癬化《たいせん》（皮膚が厚くゴワゴワしてくること）
・鱗屑
・痂皮
・色素沈着（皮膚に黒い色素が生じること）
・色素脱失（皮膚の色が一部抜け落ちたように白くなること）など

ただし、かゆみを伴う皮疹が現れても、体の片側だけや一部分にのみ見られる場合は、他の皮膚炎の可能性もあるため注意が必要です。例えば、アトピー性皮膚炎と混同される疾患《しっかん》に「疥癬《かいせん》」があります。疥癬は肉眼で発見できないほど小さなヒゼンダニというダニが、人の皮膚に寄生して起こる感染症で、全身にかゆみと赤いブツブツが出るのが特徴です。かゆみを伴う皮疹が現れるという点では、アトピーの症状と類似していますが、疥癬の場合は手や手首の一部、男性の場合は陰部などに現れることがあり、皮膚を調べると虫体や虫卵が見つかることで鑑別できます。**どのような皮膚病なのかを判断する場合、皮疹が現れる部位は一つのポイントになります。**

（佐伯秀久）

Q9 肌が乾燥しやすくカサカサしてかゆくなります。これもアトピー性皮膚炎の症状ですか？

「肌が乾燥しやすく、カサカサしてかゆくなる」という症状だけで考えると、アトピー性皮膚炎ではなく、「乾燥肌（ドライスキン）」かもしれません。乾燥肌は、肌に必要な水分や皮脂が不足することで潤いがなくなり、カサカサした状態のことで、ひび割れなどの肌荒れだけではなく、不快なかゆみも伴います。

空気が乾燥する秋から冬にかけて起こる乾燥肌は、その症状だけを見ると、確かにアトピー性皮膚炎の病態とよく似ているといえるでしょう。ただし、アトピー性皮膚炎は、以下にあげる点で乾燥肌と大きく異なります。

①季節に関係なく起こる
②かゆみ以外に湿疹《しっしん》の症状が発生する
③よくなったり悪くなったりをくり返しながら長期間続く

また、乾燥肌に比べて、アトピー性皮膚炎のほうが乾燥やかゆみの度合いがより強い場合が多いです。

（佐伯秀久）

Q10 湿疹が治らず、引っかくとジュクジュクした液体が出ます。原因はなんですか？

人間の皮膚は、ダニや花粉、カビ、ペットの毛などのアレルゲンが入ってこないように、皮脂の膜と皮膚の表面の硬い膜（角層、Q14を参照）のバリアによって守られています。アトピー性皮膚炎の患者さんには、この角層が弱く、皮脂の少ない人が多く、皮膚のバリア機能が弱って、乾燥してひび割れた状態が見られます。

このような皮膚ではアレルゲンが入りやすくなります。アレルゲンが皮膚に入ってしまうと、白血球が皮膚へ寄っていき、アレルゲンがついた皮膚を壊して小さな水ぶくれを作って、アレルゲンを体から出す反応をします。これが皮膚炎（湿疹《しっしん》）です。

皮膚炎を引っかくと出てくるジュクジュクとした液体は「浸出液」と呼ばれます。

浸出液には、アトピー体質を作る白血球や、かゆみを作る細胞を増やすTh２サイトカインという成分などが含まれているため、皮膚炎がくり返し続くと皮膚が敏感に反応するようになり、アトピー性皮膚炎を発症することがあります。つまり、アトピー性皮膚炎は自分を守る反応が過剰になってしまった状態ともいえるのです。（佐伯秀久）

Q 11 皮膚がひび割れてカサカサになりフケのような粉がポロポロ出ます。アトピーでしょうか？

高齢者の場合は、「老人性乾皮症」（Q82を参照）という病気の可能性もあります。

高齢者に多く見られる老人性乾皮症は、乾燥によって皮膚の表面がひび割れ、カサカサと粉を吹いたような状態で、かゆみを感じて、かかずにはいられなくなり、フケのようなものがはがれ落ちてきたり、あかぎれになったりという症状があります。

アトピー性皮膚炎と症状は似ていますが、アトピー性皮膚炎が炎症によって皮膚のターンオーバー（皮膚組織の一番上の表皮で起こる細胞の生まれ変わり）が早まっているのに対し、老人性乾皮症は逆に遅くなっているという違いがあります。

老人性乾皮症の人の肌は、古くなった角層細胞がたまって分厚くなることで柔軟性を失い、ひび割れやすくなっています。さらに、高齢者の肌は加齢によって肌の潤いを保っている物質（セラミドやコラーゲンなど）や水分、皮脂が減少しているため、皮膚のバリア機能が損なわれ、症状が悪化しやすいのです。

（佐伯秀久）

Q12 アトピー性皮膚炎の症状が出やすい体の部位はどこですか？

アトピー性皮膚炎の症状であるかゆみのある湿疹《しっしん》は、年齢によって現れやすい部位が変化していくという特徴を持っています。大まかに以下のようにまとめられます。

●乳児期(0～2歳ごろ)

頭や顔（額、目や口のまわり、ほお）、首、耳のつけ根などに多く現れる。症状が悪化してくると胸や手足に広がっていくこともある。

●幼児・学童期（3歳～小学生ごろ）

首まわりやひじの内側、ひざの裏側など、関節の部分に出やすくなり、肌も全体的に乾燥しやすくなる。

●思春期・成人期（中学生ごろ～成人）

顔や首、胸、背中などの上半身に出やすくなる。

なお、ひじやひざの内側などの屈側部に皮疹が出やすい理由はよくわかっていません。

（佐伯秀久）

アトピー性皮膚炎の症状が現れやすい体の部位

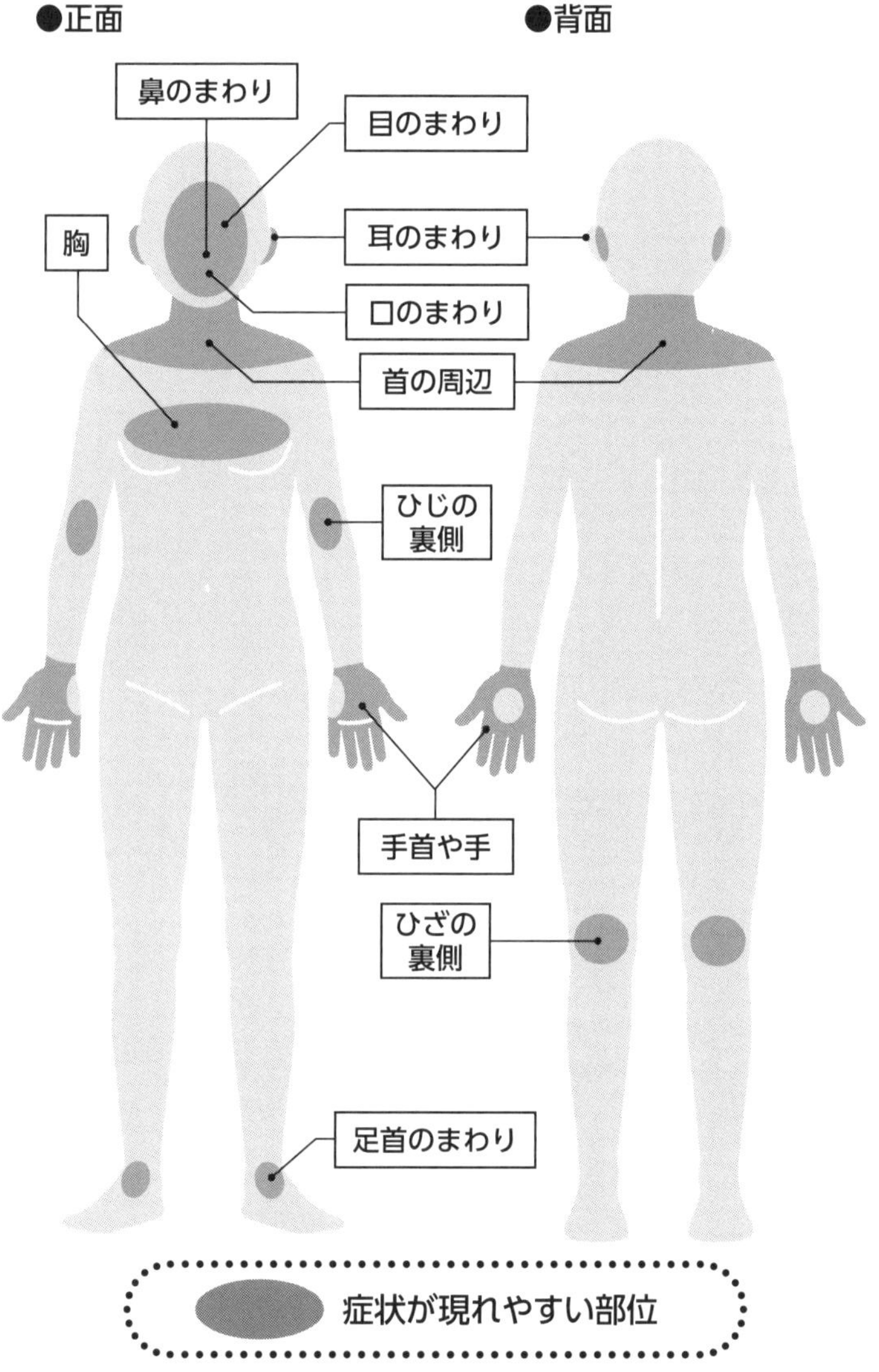

Q13 私のアトピー性皮膚炎は何が原因ですか？

これまでに説明してきたように、アトピー性皮膚炎は、皮膚のバリア機能が低下した乾燥状態の肌に、アレルゲンやストレスなどの環境因子が影響を及ぼすことで起こる症状であると考えられています。

そして、アトピー性皮膚炎が発症する要因としてあげられるのが、「アトピー素因」（Q１を参照）です。**アトピー性皮膚炎の患者さんの約8割はアトピー素因と呼ばれるアレルギー体質を持っており、その体質は両親から子供へと受け継がれます。つまり、アトピー性皮膚炎は遺伝的要因も関与する病気なのです。**

ただし、残りの2割のアトピー性皮膚炎の患者さんが、アトピー素因を持っていないにもかかわらず病気を発症していることからもわかるように、**アトピー素因はアトピー性皮膚炎になる可能性を高める大きな要因ではありますが、アトピー性皮膚炎を決定づける絶対条件ではありません。**

アトピー性皮膚炎は、遺伝的、環境的要因が複雑に絡み合ったものであり、真の原因は未だ解明されていないというのが現状です。

（佐伯秀久）

Q14 なぜ私の肌はこんなに乾燥しやすいのですか？

質問にあるようなカサカサした皮膚の乾燥状態を「アトピー性ドライスキン（アトピックドライスキン）」と呼びます。

アトピー性ドライスキンを解説する前に、皮膚のしくみについて簡単に説明しておきます。人間の皮膚の構造は、「表皮」「真皮」「皮下脂肪組織」の3層に分かれており、そのうちの表皮の外側にある組織（わずか0・02ミリのごく薄い層）を角層（角質層）と呼びます。

角層には角質細胞が10～20層ほど積み重なっており、上の層から順に垢《あか》となってはがれ落ちていきます。こうして「ターンオーバー」と呼ばれる皮膚の新陳代謝がくり返し行われています。

角質細胞の間は「セラミド」などの角質細胞間脂質で埋めつくされています。角質細胞をレンガにたとえると、レンガ同士をきれいにくっつけるためのセメントのような働きをしているのがセラミドです。セラミドは、角質細胞の間を埋めてすきまをふさぐことで、内側にある水分を外に逃がさないようにするとともに、外側からの異物

皮膚の断面図と健康な角層

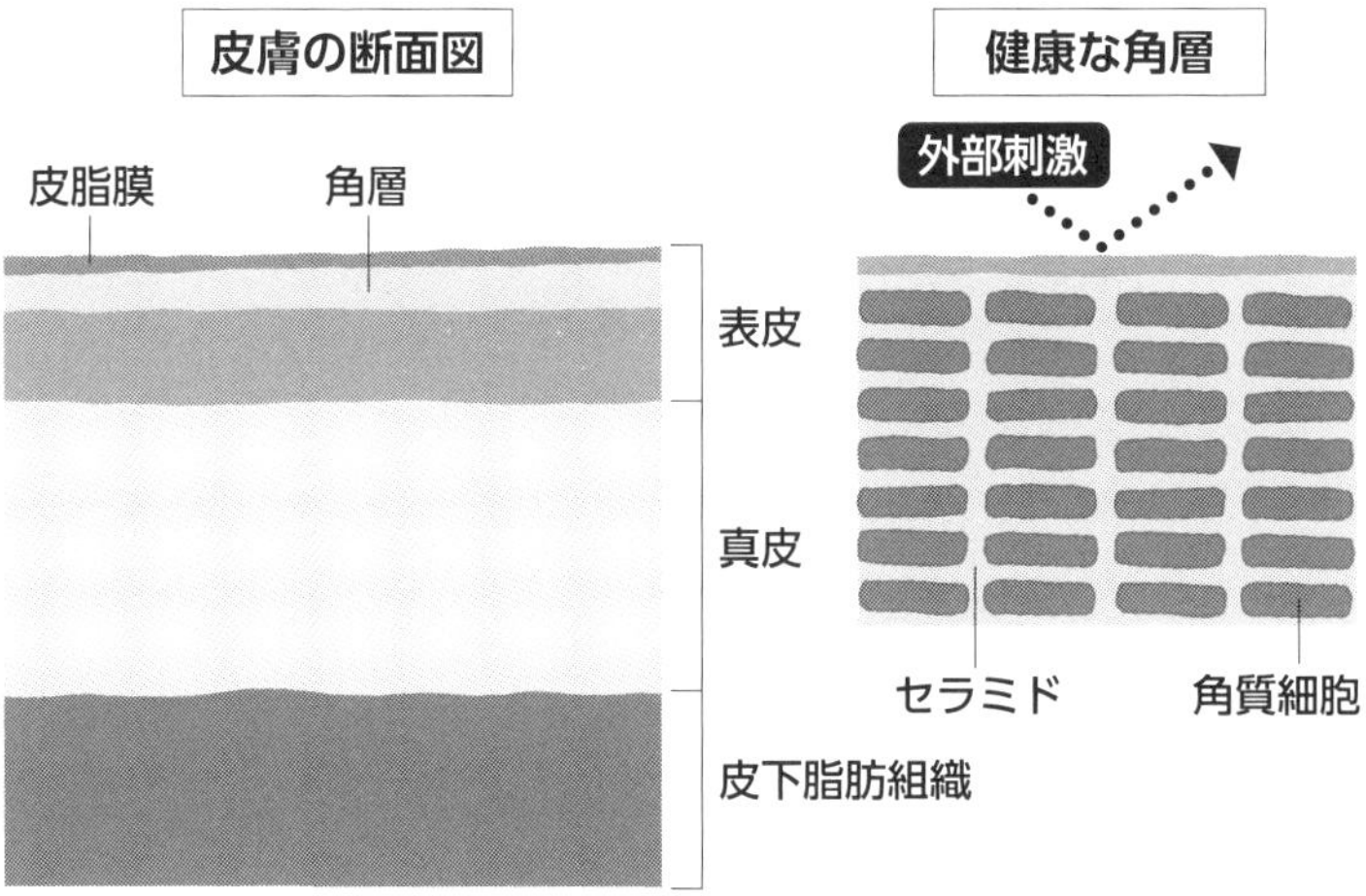

の侵入を防いでいるのです。

これまでアトピー性皮膚炎は、皮膚のバリア機能が低下していることで、外側からのさまざまな刺激によって皮膚の内側が過剰反応を起こし、かゆみを伴う湿疹《しっしん》などの症状が現れる病気だと説明してきました。その大切な皮膚のバリア機能を正常に保ち、肌の内側で水分をつなぎ止める重要な役割を果たしているのが、セラミドなどの角質細胞間脂質です。

アトピー性ドライスキンの人は、このセラミドの量がふつうの人よりも潜在的に少ないことがわかっています。

そのため、角層の構造がもろく、水分を逃がしやすいことから乾燥肌になってしまうと考えられています。

（佐伯秀久）

Q15 私の症状はどの程度の重症度ですか？

アトピー性皮膚炎の重症度の目安は、「皮疹《ひしん》の状態」「炎症の程度」「患部の広さ」によって決まり、以下のように分類されます。

●最重症……強い炎症を伴う皮疹が体表面積の30％以上
●重症……強い炎症を伴う皮疹が体表面積の10～30％未満
●中等症……強い炎症を伴う皮疹が体表面積の10％未満
●軽症……面積にかかわらず、軽度の皮疹のみが見られる

なお、重症度の説明にある「強い炎症を伴う皮疹」とは、皮膚が赤かったり、盛り上がったりする状態（紅斑《こうはん》、丘疹《きゅうしん》）、ジュクジュクした湿疹（浸潤）、皮膚が厚く、硬くなった状態（苔癬化《たいせん》）を指します。

重症度は、「強い炎症が起こっている部分が、体のどれくらいの範囲で広がっているか」という、程度と広さのバランスを見て判断します。つまり全身に皮疹が出ていても、炎症の強い皮疹がなければ軽症と判断し、逆に体の一部分だけでも、強い炎症が見られれば中等症や重症と判定する可能性があるということです。

（佐伯秀久）

Q16 ストレスで症状が悪化することはありますか？

アトピー性皮膚炎の悪化要因として、心理的なストレスも多いことが知られています。アトピー性皮膚炎の再発や悪化は、カゼにたとえることができます。体の抵抗力が弱くなったときにかかってしまうカゼのように、アトピー性皮膚炎の症状も、身体的な疲れやストレスがたまったときに再発や悪化をしやすいからです。

アトピー性皮膚炎の症状悪化の発端となるストレスとしては、幼児ならば転園、学校に通うようになってからは転校や受験、友人関係の問題、大人では転職、転勤、人事異動、深夜勤務、過労、人間関係の問題などがあげられます。そのため、アトピー性皮膚炎の治療では、皮膚の状態を改善するだけでなく、患者さんがストレスを強く感じ、それによって症状の悪化につながっているような状況がないかを確認して、ストレスも上手にコントロールしていくことが大切になります。

また、「なぜ心理的なストレスがアトピー性皮膚炎を悪化させるのか？」という問いについては、近年の研究により、ストレスが脳の自律神経や免疫系の働きを乱すことが原因ではないか、と解明されつつあります。

（佐伯秀久）

Q17 皮膚の常在菌とアトピー性皮膚炎は関係がありますか?

私たちの腸の中には、たくさんの腸内細菌が存在することが知られています。そして腸と同様に、皮膚にもさまざまな「常在菌」(常に体内の決まった部位に集団で存在する微生物)があり、微妙なバランスを保ちながら皮膚の健康を維持しているのです。

近年、アトピー性皮膚炎と皮膚の常在菌との関係が、さまざまな研究によって明らかになりつつあります。東京都済生会中央病院の海老原全《えびはらたもつ》院長らは、「アトピー性皮膚炎が悪くなるときは、黄色ブドウ球菌だけが極端に増えて、よくなると減り、いろいろな細菌が増えることがわかってきた」と述べ、発症の原因の一つとして「黄色ブドウ球菌」の存在を指摘しました。

現在は、こうした研究成果を踏まえて、「ブリーチバス療法」(Q50を参照)という治療法がアメリカで行われています。この治療法は、消毒に用いる次亜塩素酸ナトリウムを一定の濃度で入れたお風呂に、1週間に2回程度入浴するというもので、黄色ブドウ球菌を増やさない効果が期待されています。

(佐伯秀久)

Q18 皮膚が人より薄い気がするのですが、アトピー性皮膚炎と関係がありますか？

皮膚が人よりも薄いと感じる人は、外部からのちょっとした刺激でも肌が赤くなったり、乾燥したり、かゆみの症状が起こったりと、日常の中で肌トラブルを抱えやすいといえます。

皮膚が薄い、あるいは薄くなってしまう原因には、生まれつきや加齢によるもの、誤ったスキンケア、薬の副作用など、いくつか考えられますが、皮膚のバリア機能の低下が関係している場合もあります。

すでに説明してきたように、皮膚のバリア機能とは肌の外側にある角層が外部からの刺激をブロックし、肌内部の水分量を保ってくれる働きのことです。**皮膚が薄いと感じる場合に、バリア機能の低下が関与していることもあります。**

薬の副作用との関連については、強すぎるステロイド外用薬を同じ部位に長期間使用しつづけると、皮膚が薄くなり、血管が目立つ赤い皮膚になるといった副作用が現れることがあります。

（佐伯秀久）

Q19 アトピー性皮膚炎が悪化しやすい季節はありますか？

アトピー性皮膚炎は、季節や環境、生活スタイル、食生活などの変化による体への負担、ストレスなどが原因で悪化する場合もあり、それだけデリケートな病気ともいえます。

季節との関連でいえば、患者さんそれぞれのタイプによって変わってくるため、特に悪化しやすい季節があるわけではありません。

夏になると悪化する人は汗に敏感に反応してしまうタイプ、逆に冬に悪化する人は乾燥に敏感に反応してしまうタイプ……というふうに分けられるでしょう。

どの季節に悪化するかというのは、検査などで前もって調べることができないため、その判断については患者さん自身の経験に頼るところが大きくなります。

夏に悪化するとわかっている人は汗対策を重点的に、冬に悪化する人は乾燥対策をしっかり行いましょう。悪化しやすい時期が近づいてきたら、特に生活環境などを整えて予防を心がけることが大切です。

（佐伯秀久）

Q20 アトピー性皮膚炎で白内障や網膜剥離になることがあるとは本当ですか？

アトピー性皮膚炎によって、目のまわりに皮疹《ひしん》ができた場合、白内障（水晶体が濁ってしまう病気）や網膜剥離《はくり》（網膜が眼底からはがれた状態）、網膜裂孔《れっこう》（網膜が裂けたり、穴が開いたりすること）になる可能性があります。

ただし、これらの病気はアトピー性皮膚炎が原因で起こるわけではなく、目のまわりの皮疹を無意識にかいたり、こすったりすることで眼球が圧迫され、水晶体や網膜に障害が起こることで発症するため、目の扱いには注意が必要です。

（佐伯秀久）

眼球の構造

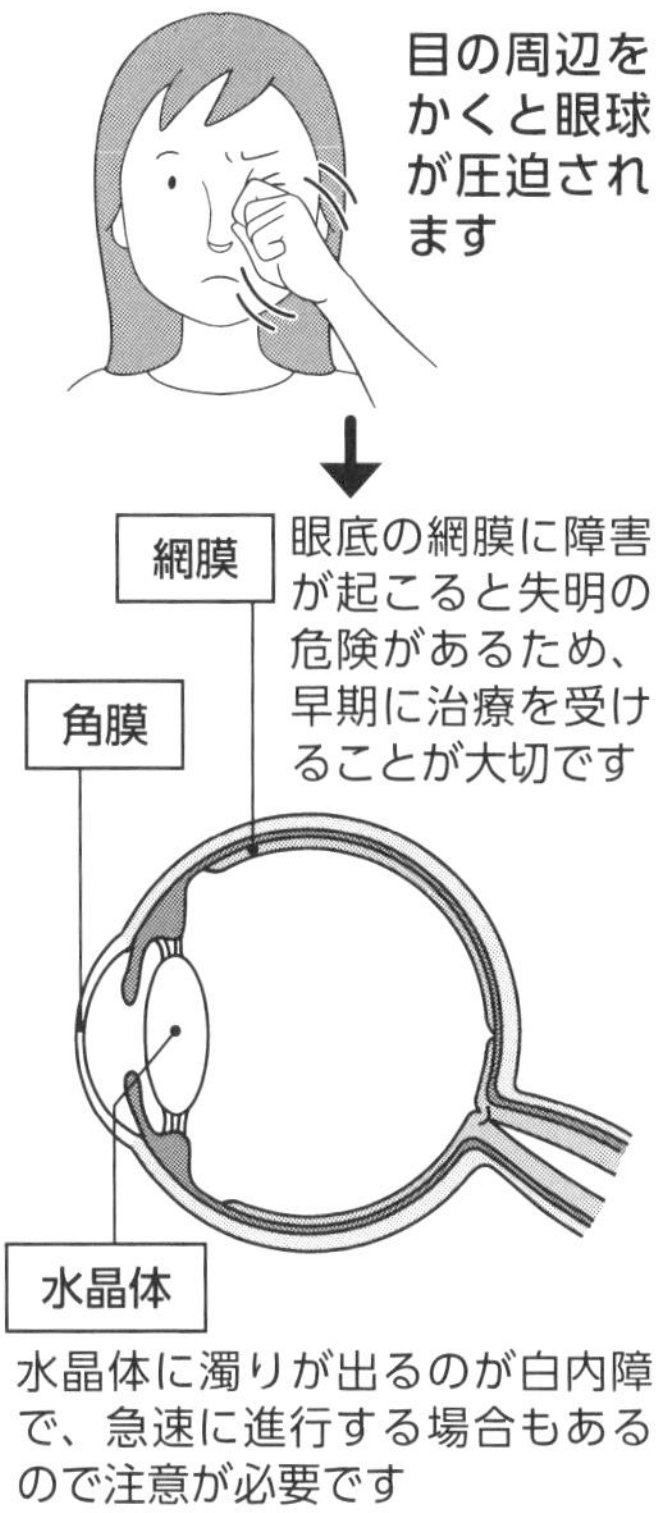
目の周辺をかくと眼球が圧迫されます
網膜
眼底の網膜に障害が起こると失明の危険があるため、早期に治療を受けることが大切です
角膜
水晶体
水晶体に濁りが出るのが白内障で、急速に進行する場合もあるので注意が必要です

Q21 アトピー性皮膚炎の合併症にはどんなものがありますか？

アトピー性皮膚炎になると、皮膚のバリア機能が壊れてしまうため、皮膚の感染症にかかりやすくなります。以下は合併しやすい主な感染症なので、いつもと違った皮疹《ひしん》の状態に注意し、異常に気づいたらすぐに受診をしましょう。

●伝染性膿痂疹《のうかしん》……黄色ブドウ球菌や溶血性レンサ球菌（溶連菌）によって発症し、「とびひ」とも呼ばれる感染症（Q141を参照）。菌数が増えると皮疹を悪化させて、アトピー性皮膚炎の治療効果が上がらなくなります。

●カポジ水痘様発疹症《すいとうようほっしんしょう》……単純ヘルペスウイルスによる感染症。アトピー性皮膚炎になっているとウイルスが広範囲に広がり、発熱やリンパ節がはれるなど、重症化する恐れがあります。痛みのある水疱《すいほう》（水ぶくれ）が特徴。

●伝染性軟属腫《なんぞくしゅ》……ポックスウイルスによる感染症で、「みずいぼ」とも呼ばれます。感染した部分に触ることで体に小さなイボがたくさんできるという接触感染が特徴。

（佐伯秀久）

Q22 アトピー性皮膚炎と食物アレルギーは関係がありますか？

まず初めに、アトピー性皮膚炎と「食物アレルギー」は混同されることが多いのですが、それぞれ全く別の病気であるということを理解してください。

食物アレルギーとは、本来、有害な細菌やウイルスなどの病原体から体を守る免疫機能が、特定の食べ物に含まれるアレルゲンに過剰反応してしまうことで、じんましんや嘔吐《おうと》、下痢《げり》、セキ、呼吸困難などの症状を起こす状態のことです。免疫反応を調整するしくみに問題があったり、消化・吸収機能が未熟だったりすると、食べ物を異物として認識してしまうことがあり、それによって起こるアレルギー反応を食物アレルギーと呼んでいます。

乳幼児から幼児にかけて、アトピー性皮膚炎を持っている場合、食物アレルギーを合併することがあります。このようなケースでは、それぞれの病気に対する治療を並行して行う必要があるため、まずは皮膚科あるいはアレルギー科で診《み》てもらい、きちんと診断してもらうことが大切です。

（佐伯秀久）

Q23 ダニに対するアレルギーがありますが、アトピー性皮膚炎と関係ありますか？

人間に皮疹《ひしん》やかゆみなどのアレルギー反応をもたらす可能性のあるアレルゲンのうち、代表的なものの一つにあげられるのがダニです。

近年、アトピー性皮膚炎の患者に向けた防ダニグッズや空気清浄機などの商品が売られているようです。中には「防ダニ」を謳《うた》い文句にとても高価な布団やカーペット、掃除用具なども販売されているようです。

もちろんダニ対策は衛生上、重要です。『アトピー性皮膚炎診療ガイドライン』の中でも、ダニアレルギーが疑われるアトピー性皮膚炎の患者さんに対して、強い希望があれば、防ダニシーツの使用などの対策は行ってもいい、と記載されています。ただし、それらの商品がどこまで効果があるのか、そのエビデンス（科学的根拠）は残念ながら検証されていません。あまりにも高価な商品は購入しないほうがいいかもしれません。まずは部屋をきれいにし、体を清潔に保つという対策で十分です。あまり神経質になりすぎないことが大切です。

（佐伯秀久）

Q24 金属アレルギーとアトピー性皮膚炎は関係がありますか？

指輪やネックレスなど、身につけた金属が原因で引き起こされるアレルギー反応による炎症（かゆみや赤み、水ぶくれなど）を「金属アレルギー」と呼びます。

通常、体に対して、金属そのものは無害ですが、汗や唾液《だえき》などの体液によってイオン化した金属が体内に取り込まれ、皮膚のたんぱく質と結合することで、体がその物質を異物とみなし、拒絶反応を引き起こすのです。特に夏場は、汗によって皮膚の表面で金属がイオン化しやすくなり、金属アレルギーを発症する人が多くなります。

アトピー性皮膚炎の患者さんの中には金属アレルギーの人も含まれます。例えば、アトピー性皮膚炎を引き起こす原因の一つに、歯の詰め物に使われる金属があります。特に保険診療の治療で使われるアマルガムという歯科用金属（銀歯）は神経毒性が強く、アレルギーなどを引き起こすことがわかっています。「歯に詰め物をしたらアトピー性皮膚炎が悪化した」という事例もあるため、原因不明のアトピー性皮膚炎に悩む人は、金属アレルギーの検査を受けることをおすすめします。

（高森建二）

Q25 太っているとアトピー性皮膚炎になりやすいですか？

肥満と関係する皮膚病はいくつかありますが、中でも有名なのが「乾癬《かんせん》」です。乾癬とは、皮膚の炎症症状を伴い慢性の経過をたどる病気で、免疫の異常によって皮膚や関節に特徴的な発疹《はっしん》などが起こります。欧米ではアトピー性皮膚炎と同じくらい、もしくはそれ以上に多いともいわれている病気で、その原因の一つとして肥満との関連が広く知られています。

アトピー性皮膚炎と肥満の関連についても、いくつかの研究が報告されており、「アトピー性皮膚炎の治療のためにやせましょう」と呼びかける人もいますが、相関関係があるだけで因果関係は不明であり、エビデンス（科学的根拠）は検証されていないというのが現状です。

肥満自体は生活習慣病など多くの病気の原因となるため、改善したほうがいいのはもちろんですが、中には肥満とアトピーの関連性を結びつけた怪しげな民間療法なども存在するので注意が必要です。

（髙森建二）

第3章

アトピー性皮膚炎の検査・診察についての疑問9

Q26 子供に湿疹が出たとき、小児科か皮膚科どちらに行くべきですか？

これはケースバイケースで対応しなければいけない問題のため、湿疹《しっしん》以外に他の臓器の症状が見られるかどうかなど、個々の子供の状態を注意深く観察しないことには判断できません。

そういった中で、例えば、あくまで一つの目安として、熱があるようなら小児科へ、熱がないようであれば皮膚科へ、と答える先生もいます。もし迷うようでしたら、まずは子供のための総合的な診療科であり、多くの子供の症例を診《み》ている小児科医を受診されるといいかもしれません。

小児科は、皮膚のみでなく全身状態、生活上のこともあわせてトータルで診察することができるので、全身疾患《しっかん》の皮膚症状に加え、要因となっている食事やストレスの問題点など、小児科の医師だからこそ気づける点も多くあります。

小児科で皮膚の治療をしても治りにくい場合には、皮膚科を紹介してもらうのも一つの方法だと思います。

（佐伯秀久）

Q27 診察のとき、医師に何をどう伝えればいいですか？

初めての診察では、診断基準に沿って「かゆみの程度」「皮膚の状態（特徴的な皮《ひ》疹《しん》とできやすい部位）」「発症してからの経過」の三つのポイントについて聞かれたり質問票に記入したりすることがあるので、あらかじめまとめておくといいでしょう。患者が乳幼児を含めた子供の場合は、両親や保護者が代わって説明できるよう、症状を把握しておいてください。

①かゆみの程度

かゆみについては、本人以外にはわかりにくい症状であり、なおかつ他人に説明しにくいという点があります。そこでよく用いられるのが「ビジュアル・アナログ・スケール（VAS）」と呼ばれる方法です。Q31でくわしく説明しますが、VASはかゆみの程度を0～10までの点数（小数点含む）によって数値化することで、かゆみという自覚症状を客観的にとらえ、他人に伝えるということを手助けしてくれます。

②皮膚の状態（特徴的な皮疹とできやすい部位）

アトピー性皮膚炎と鑑別が必要な病気

接触性皮膚炎 （かぶれ）	手湿疹 （アトピー性皮膚炎以外の手湿疹）
脂漏性皮膚炎	皮膚リンパ腫《しゅ》
単純性痒疹《ようしん》	乾癬《かんせん》
疥癬《かいせん》	免疫不全による疾患《しっかん》
汗疹 （あせも）	膠原病《こうげん》 （SLE、皮膚筋炎）
魚鱗癬《ぎょりんせん》	ネザートン症候群
皮脂欠乏性湿疹	

皮膚の状態については、目や鼻、口のまわり、ひじなどの関節の裏側、首などの症状が出やすい部位に皮疹があるか、体の左右対称の同じような場所に出ているか、全身の皮膚が乾燥しているかなどを、実際に触って確かめます。

なお、かゆみや皮疹があっても、体の片側や一部分だけに見られる場合は、ほかの病気によって起こっている場合があります（上の表を参照）。

③発症してからの経過

乳児では2ヵ月以上、そのほかの年齢では6ヵ月以上症状が続いているかを確認します。また、症状がくり返し起こっているかどうかも大事なポイントになります。

（佐伯秀久）

Q 28 アトピー性皮膚炎ではどんな検査を行いますか？

病院でアトピー性皮膚炎の診断をしてもらうさい、症状についての問診を終えた後に検査をすることがあります。

アトピー性皮膚炎に関連した一般的な検査方法としては、主に以下の二つがあげられます。

一つは、免疫にかかわる抗体や免疫細胞の量などを調べる「血液検査」。もう一つは、アレルギー反応を起こすアレルゲンを調べる「皮膚試験」です。

血液検査は、血液中にある「IgE（免疫グロブリンE）」という抗体や、白血球の一種である「好酸球」などの量を測り、その量によってアレルギー反応を調べます。くわしい検査内容についてはQ29で述べます。

皮膚試験は、通常のアトピー性皮膚炎の治療をきちんとしてもなかなか症状がよくならない人や、食物アレルギーを合併している可能性がある場合、原因となるアレルゲン自体を特定する目的で行います。

具体的な検査内容についてはQ30でくわしく述べますが、「皮内テスト」「スクラッチテスト」「パッチテスト」といった検査を通して、それぞれのアレルギー反応を調べます。

このように血液検査や皮膚試験といった一般的な検査を行うことがありますが、Q27でも説明したとおり、アトピー性皮膚炎の診断では「かゆみの程度」「皮膚の状態（特徴的な皮疹《ひしん》とできやすい部位）」「発症してからの経過」の三つのポイントをより重視しています。

アトピー性皮膚炎の患者さんの中には、アトピー素因がなくても病気を発症する人がいることから、血液検査などの検査はあくまで参考として行うものです。

ただし、血液中のIgEは、病気が軽くなっていくにしたがってゆるやかに減少していく傾向があることから、この検査値から病気の改善状況を見て、その変化を知ることにより、長期間にわたる治療をがんばれるという患者さんもいます。現在、行っている治療がうまくいっていると実感できることは、患者さんにとって何よりも励みになります。

このような患者さんに対しては、IgEなどの血液検査を定期的に行うことで、治療効果を高めていくこともあります。

（佐伯秀久）

Q29 血液検査で何がわかるのですか？

アトピー性皮膚炎では「TARC」や「LDH」という血液検査を行うと、短期的な病気の勢いを判断することができます。ほかにも次に示す検査を行うことがあります。

●IgE（免疫グロブリンE）

血液中のIgEの量を調べます。IgEとはアレルギー反応が起こったときに体内で作られる抗体で、アトピー性皮膚炎の患者さんの場合、約80％の人がふつうの人より多量になります。主にダニやハウスダストに対するIgEが検出できます。通常のアトピー性皮膚炎では、ダニやハウスダストに対するIgEが高いパターンを示します。この場合、一般的な生活指導になりますが、動物の毛に対するIgEがダニと同じくらい高い場合は、ペットとの接触は注意してもらいます。

●好酸球

血液中の好酸球の量を調べます。好酸球は、炎症やアレルギー反応があるところに集まってくる白血球の一種で、アトピー性皮膚炎になると増えるという特徴があります。

（佐伯秀久）

Q30 皮膚試験ではどんなことをするのですか？

皮膚試験は、アトピー性皮膚炎の治療をきちんとしてもなかなか症状がよくならない人や、食物アレルギーを合併している可能性がある場合、原因となるアレルゲン自体を特定する目的で行われます。主に皮内テスト、スクラッチテスト、パッチテストの三つがあり、検査内容はそれぞれ次のとおりです。

●皮内テスト

アレルゲンを溶かした液を皮下注射して、アレルギー反応を見ます。

●スクラッチテスト

前腕の屈曲部に針などで傷をつけて、そこに直接アレルゲンを少量たらし、アレルギー反応を見ます。

●パッチテスト

皮膚にアレルゲンを塗ったシートを貼《は》って、アレルギー反応を見ます。

以上のテストで皮膚反応を観察し、赤くなったり、はれたり、小水疱《すいほう》ができた場合には陽性と判断し、適切な処置・治療を行います。

（佐伯秀久）

Q31 かゆみの程度を伝えるにはどうしたらいいですか？

患者さんが医師にかゆみの程度を伝える場合、Q27で述べたように「ビジュアル・アナログ・スケール（VAS）」という方法を用います。

VASは、患者さんのかゆみの程度がどれくらいのものなのかを問診によって数値化するための方法で、もともとは痛みの計測に使用されていたものをかゆみ測定に応用したものです。

長さ10センチの紙や定規に目盛りが刻まれ、左端の0には「全くかゆみがない」、右端の10には「最もひどいかゆみ」と記されています。これを使って、患者さんにかゆみの程度を点数にして伝えてもらい、それを記録していくのです。

ただし、この数値はあくまで主観的なものなので、ほかの患者さんと比較してもあまり意味がありません。患者さんの治療前後の症状の比較、時間の経過に伴う変化を評価するのに適しています。一見、古典的な方法のように思われるVASですが、その場ですぐに測定できることから、世界的に認められています。

（佐伯秀久）

Q32 アトピー性皮膚炎の専門外来はありますか？

アトピー性皮膚炎の治療にかんしては、一般皮膚科以外に専門外来である「アトピー性皮膚炎外来」があります。

アトピー性皮膚炎外来では、これまでにいろいろな治療をしてきても症状がよくならなかった、あるいは悪化の一途をたどってしまったなどという悩みを抱える、比較的重症度の高いアトピー性皮膚炎の患者さんを対象に、アトピー性皮膚炎の治療を専門とする医師が診察、治療を行っています。なお、アレルギー専門医や皮膚科専門医を探すには、以下の二つのサイトが便利ですのでご活用ください。

●一般社団法人日本アレルギー学会

「日本アレルギー学会専門医・指導医一覧」と検索。ページ内の「専門」の項目の中から「皮膚科」を選択後、検索すると専門医の一覧が見られます。

●公益社団法人日本皮膚科学会

「日本皮膚科学会　皮膚科専門医ＭＡＰ」と検索。都道府県別に専門医を検索することができます。

（佐伯秀久）

Q33 アトピー性皮膚炎治療に熟練した医師を探すにはどうすればいいですか？

まず、ご自宅の近所にかかりつけの病院がある場合は、その医師に相談してみるのがいいでしょう。そこで紹介された病院の専門医を訪ねて診察を受け、自分と相性がいいかどうかを判断してみてください。

かかりつけ医がいない場合は、インターネットで自分が住んでいる駅周辺や通院できるエリアに、アトピー性皮膚炎を診察してくれる専門外来や皮膚科、小児科の病院やクリニックがあるかを検索してみましょう。そこでヒットした医院の評判や条件などを見比べたうえで、どこで受診するかを検討します。そのさいは、Q32で紹介した日本アレルギー学会ならびに日本皮膚科学会のサイトを参考にするのもいいと思います。

インターネットを利用しない人は、書店や図書館の医学書コーナーでアトピー性皮膚炎関連の本を手に取り、記事やリストの中からお気に入りの医師を探すのも一つの方法です。

（佐伯秀久）

Q
34

通院していても再発をくり返して治りません。治療をやめてもいいですか？

これまで述べてきたように、アトピー性皮膚炎には、「よくなったり、悪くなったりをくり返す」という特徴があります。

度重なる症状の再発を受け、自暴自棄になる気持ちはわかりますが、自分勝手な判断で治療をやめてしまうと、より症状を悪化させる危険性が高まります。医師のもとで正しい治療を続けていけば、長い目で見ると、少しずつ炎症も治り、上のグラフのように症状が落ち着いている期間もだんだん長くなっていきます。焦らずに、根気よく寛解《かんかい》をめざしましょう。

（佐伯秀久）

アトピー性皮膚炎の治療期間と症状の程度の変化

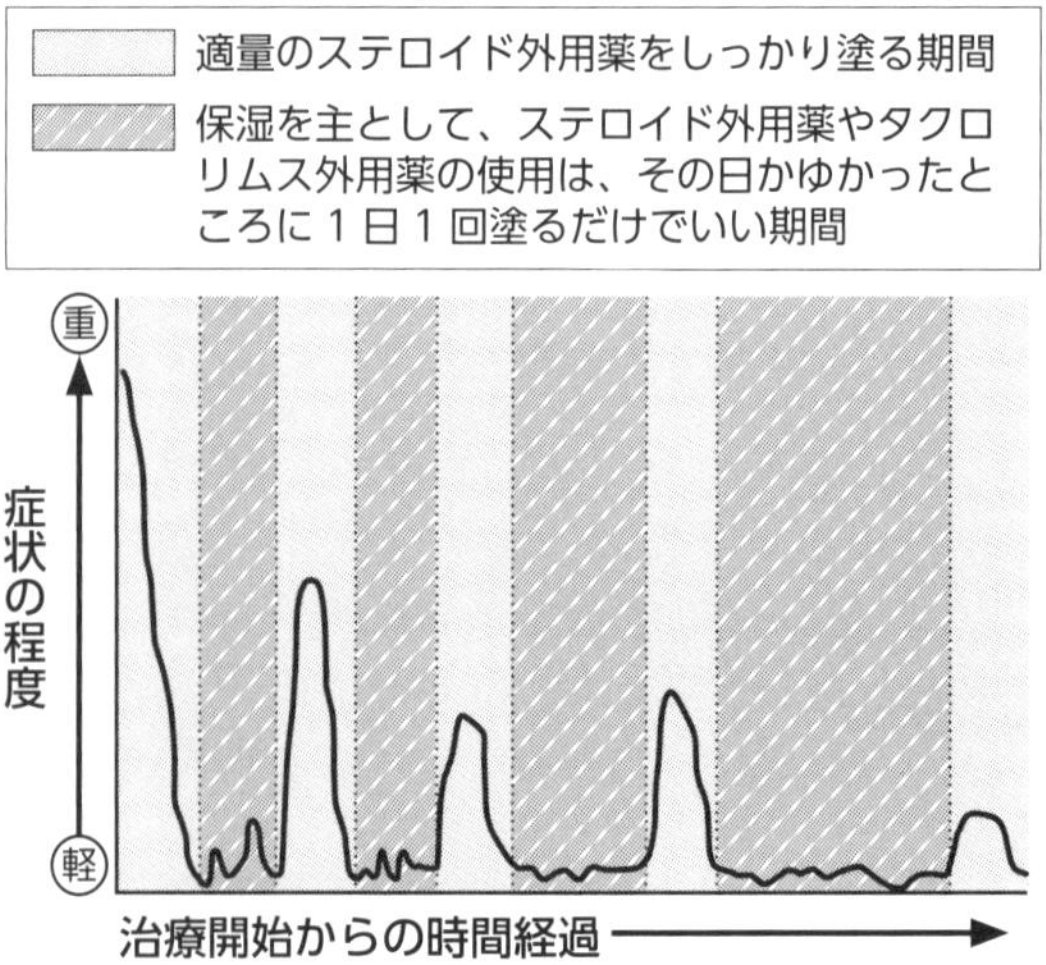

第4章

アトピー性皮膚炎の治療法についての疑問22

Q 35 アトピー性皮膚炎の標準治療とはどのようなものですか？

現在のところ、アトピー性皮膚炎そのものを完治させる治療法は見つかっていません。そのため、薬物療法では「対症療法」（病気の原因に対してではなく、主要な症状を軽減することに主眼をおいた治療法）を行い、日常生活に支障がないように、できるだけ皮膚症状やかゆみを鎮め、薬物療法もあまり必要としない状態に達し、それを維持していくことが治療の目標となります。

アトピー性皮膚炎の標準治療は、『アトピー性皮膚炎診療ガイドライン』において、以下の三つの治療方針をあげています。

- ●薬物療法
- ●皮膚の生理学的異常に対する外用療法・スキンケア
- ●悪化因子の検索と対策

つまり、今起きている炎症を薬によって抑え、それと並行して保湿外用薬（保湿剤・

アトピー性皮膚炎の標準治療

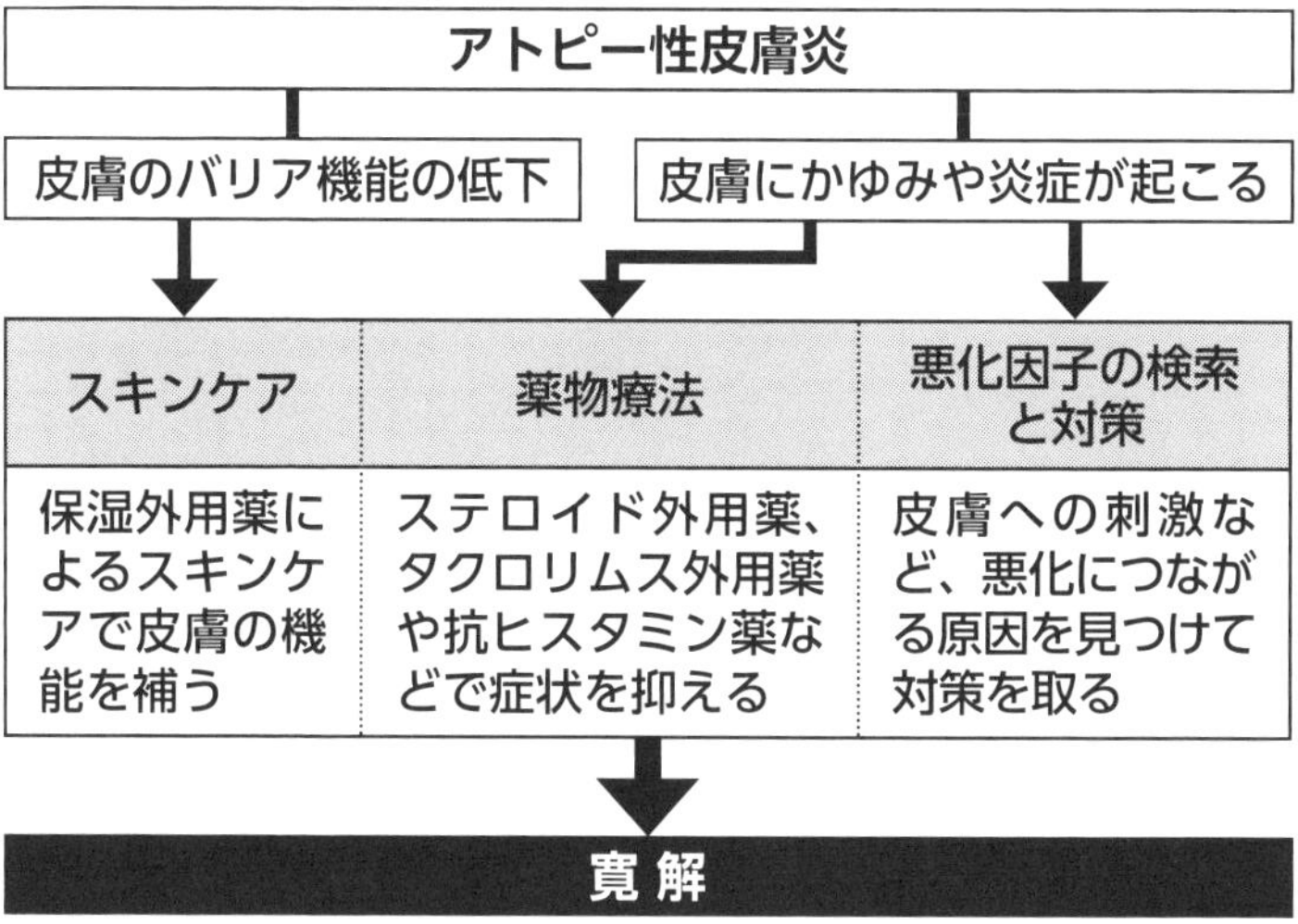
アトピー性皮膚炎
皮膚のバリア機能の低下
皮膚にかゆみや炎症が起こる
スキンケア
薬物療法
悪化因子の検索と対策
保湿外用薬によるスキンケアで皮膚の機能を補う
ステロイド外用薬、タクロリムス外用薬や抗ヒスタミン薬などで症状を抑える
皮膚への刺激など、悪化につながる原因を見つけて対策を取る
寛解

保護剤）による保湿を行いつつ、悪化の原因を見つけて対策をするということです。

薬物治療では、かゆみや炎症を抑えるステロイド外用薬を第一選択薬として用い、かゆみに対して、飲み薬（抗ヒスタミン薬）を補助的に使うこともあります。

アトピー性皮膚炎の治療で何よりも大切なことは、炎症を十分に抑え、皮膚のバリア機能を低下させないことです。ステロイド外用薬と保湿外用薬で炎症やかゆみが寛解《かんかい》した後も、バリア機能を良好な状態に保つために、保湿のスキンケアをしっかり続け、皮膚の乾燥を防ぎましょう。アトピー性皮膚炎では治療により症状がいい状態に保たれていると長期寛解や治癒《ちゆ》も期待できます。（中原剛士）

Q36 「ステロイド治療」の流れを教えてください。

アトピー性皮膚炎の炎症を十分に抑えるための第一選択薬として使用されるのが、**「ステロイド外用薬」**です。ステロイド外用薬は、1952年に開発されて以来、70年近くにわたってアトピー性皮膚炎の治療薬として使用されており、有効性と安全性が多くの臨床研究で示されています。

ステロイド外用薬は、その強さ（ランク）によって5段階に分類されており（Q57を参照）、医師は、皮疹《ひしん》の重症度によって適切なランクの外用薬を選択し、さらに炎症の起きている局所の状態や部位によって剤型を使い分けます。

ステロイド外用薬が処方されたら、医師の指示に従って使い方を確実に覚え、塗る量、回数、部位をしっかりと守ることが大切です。また、肌が乾燥していると、薬物療法が順調に進みません。十分に保湿するスキンケアを並行して行ってください。

治療の最初は、薬を患部にまんべんなく塗ります。3～4日でかゆみや赤みなどの症状が治まってきます。皮膚の状態がよくなっても、すぐに塗るのをやめると症状がぶり返してしまいます。かゆみや赤みがなくなり、さらに皮膚がつるつる、すべすべになるまで十分な期間、薬を塗ることはとても重要です。２〜３週間ぐらい塗りつづけると、硬かった部分もほかの皮膚と同じように軟らかくなります。スキンケアはそのまま続けて、ステロイド外用薬は塗る回数を減らす、または一つ弱いランクの薬に切り替えます。顔などの吸収率が高い部位には、ステロイド外用薬は長い期間使えないため、タクロリムス外用薬（Q41を参照）への切り替えを検討します。

症状がよくなってきたら、それ以外の部位もタクロリムス外用薬に切り替えたり、ステロイド外用薬の外用頻度を（例えば週に2回程度に）減らしたり、外用中止などを医師と適宜相談しましょう。かゆみや皮疹がなくなり、保湿外用薬によるスキンケアとタクロリムス外用薬のみで、日常生活に支障のない状態まで回復すれば、治療の目標はある程度達成できていることになります。症状が改善されない、または悪化した場合は、塗る範囲や回数を増やし、特にひどい部位には１ランク上の薬を一時的に使用、または、同じクラスの別の種類のステロイド外用薬に変更する場合もあります。

これらの治療をしても改善しない場合は、患者さんの症状や適応に合わせて、紫外線療法（Q48を参照）や免疫抑制薬（Q45を参照）、新しい薬剤（注射薬や内服薬）を用いるなど、過剰になった免疫を抑制する治療法を試みます。重症の場合は、入院治療（Q54を参照）を行う場合もあります。

（中原剛士）

Q37 アトピー性皮膚炎ではステロイド外用薬のほかにどんな薬を使いますか？

アトピー性皮膚炎の薬物治療は、皮膚に直接塗るステロイド外用薬、タクロリムス外用薬を中心に進めていきます。これらの外用薬を適切に外用すれば、多くの場合、炎症を鎮静化させることができます。しかし残念ながら、外用治療（外用薬を使った治療）だけではうまく皮膚症状やかゆみをコントロールできない患者さんがいることも事実です。そのような場合、かゆみの原因となる物質の働きを阻止する**「抗ヒスタミン薬・抗アレルギー薬」**（Q38を参照）を補助的に使用したり、炎症が強い場合には、炎症やかゆみに高い効果がある免疫抑制剤の**「シクロスポリン（商品名：ネオーラル）」**（Q45を参照）を使うことがあります。さらに最近、アトピー性皮膚炎に非常に優れた効果を示す注射薬**「デュピルマブ（商品名：デュピクセント）」**や飲み薬**「バリシチニブ（商品名：オルミエント）」**などの新薬も登場しています。外用治療を適切に行ってもなかなか症状が改善しない場合には、主治医としっかり相談し、それらの新規薬剤の適応があるかどうかを相談しましょう。

（中原剛士）

Q38 「抗ヒスタミン薬・抗アレルギー薬」にはどんな種類と効果がありますか？

「抗ヒスタミン薬」は、かゆみの原因となるヒスタミンという物質の働きを阻止し、かゆみを止める薬です。アトピー性皮膚炎のかゆみに対しても国内外で広く使用されています。ただし、アトピー性皮膚炎のかゆみのメカニズムは多様で、ヒスタミンはその原因の一部に過ぎません。さらには、抗ヒスタミン薬によるかゆみ抑制効果は個人によって異なり、１００％かゆみを抑えることができるわけではありません。有効性を確かめながら、あくまでも外用治療を軸に、補助的に使用します。

「抗アレルギー薬」という呼び方もありますが、抗アレルギー薬のほとんどにヒスタミンを抑える作用があるので、抗ヒスタミン薬と同義語と考えていいでしょう。

「抗ヒスタミン薬」にはたくさんの種類があり、第一世代と、第一世代に比べて眠けなどの副作用が少なくなるように作られた第二世代に分類されます。現在は、比較的近年に開発された第二世代の薬の中でも、より眠けの少ない非鎮静性の抗ヒスタミン薬を用いることが推奨されています。

（中原剛士）

アトピー性皮膚炎の治療に使用される主な第二世代抗ヒスタミン薬

＊鎮静性／【非】非鎮静性、【軽】軽度鎮静性、【鎮】鎮静性、【未】未検証

一般名	主な商品名	鎮静性＊	禁忌、慎重投与など
ケトチフェンフマル酸塩	ザジテン	【鎮】	禁忌：てんかん（既往歴）／慎重投与：てんかんを除くけいれん性疾患（これらの既往歴）
アゼラスチン塩酸塩	アゼプチン	【軽】	特になし
オキサミド	セルテクト	【鎮】	禁忌：妊婦、妊娠している可能性のある婦人／慎重投与：肝障害（既往歴）、幼児（特に2歳以下）で錐体外路症状発現の恐れがあるため過量投与を避ける
メキタジン	ニポラジン ゼスラン	【軽】	禁忌：フェノチアジン系化合物、その類似化合物に対し過敏症の既往歴、緑内障、下部尿路閉塞性疾患／慎重投与：腎障害の患者
エメダスチンフマル酸塩	レミカット	【未】	慎重投与：肝障害（既往歴）
エピナスチン塩酸塩	アレジオン	【非】	慎重投与：肝障害（既往歴）、フェニルケトン尿症患者
エバスチン	エバステル	【非】	慎重投与：肝障害（既往歴）、CYP2J2 および CYP3A4 で代謝される
セチリジン塩酸塩	ジルテック	【非】	禁忌：ピペラジン誘導体に過敏症の既往歴のある患者、重度の腎障害／慎重投与：腎障害、肝障害、高齢者の患者、てんかん等のけいれん性疾患（これらの既往歴）
レボセチリジン塩酸塩	ザイザル	【非】	禁忌：ピペラジン誘導体に過敏症の既往歴のある患者、重度の腎障害／慎重投与：腎障害、肝障害、高齢者の患者、てんかん等のけいれん性疾患（これらの既往歴）
ベポタスチンベシル酸塩	タリオン	【非】	慎重投与：腎機能障害の患者
フェキソフェナジン塩酸塩	アレグラ	【非】	特になし
ロラタジン	クラリチン	【非】	慎重投与：肝障害、腎障害、高齢者の患者
オロパタジン塩酸塩	アレロック	【非】	慎重投与：腎機能低下、高齢者、肝障害の患者
デスロラタジン	デザレックス	【未】	慎重投与：肝障害、腎障害、高齢者の患者
ビラスチン	ビラノア	【非】	慎重投与：中等度または重度の腎機能障害患者（空腹時投与）

※『アトピー性皮膚炎診療ガイドライン』より改変

Q39 抗ヒスタミン薬の副作用について教えてください。

「抗ヒスタミン薬・抗アレルギー薬」には、たくさんの種類があり、副作用にも違いがあります。**代表的な副作用は「眠け」**です。

ヒスタミンは、皮膚にかゆみをもたらす物質ですが、中枢神経（脳と脊髄《せきずい》）では、「覚醒《かくせい》や興奮」などにかかわる働きがあります。そのため、ヒスタミンの働きを抑えることで脳の働きも抑えられ、眠くなったり、体がだるくなったりすることがあるのです。比較的近年に発売され、眠くなりにくいといわれる第二世代の抗ヒスタミン薬でも、人によっては眠くなります。また、**眠けを自覚しなくても、判断力や集中力、作業能率が落ちることがあり、これを「インペアード・パフォーマンス（鈍脳《どんのう》）」といいます。**抗ヒスタミン薬を飲んでいるときには、車の運転や高所作業など危険を伴う作業には注意が必要です。

このほか、第一世代の薬の中に、副交感神経の作用をブロックする「抗コリン作用」がある薬があります。抗コリン作用は、緑内障や前立腺《ぜんりつせん》肥大症を悪化させることがあるので注意が必要です。

（中原剛士）

Q 40 子供が抗ヒスタミン薬を飲みたがりません。どうすればいいですか?

子供は錠剤やカプセル剤を飲み込むことが難しいため、医師に相談してシロップや粉薬を処方してもらいましょう。それでも嫌がる場合は、ヨーグルトやオレンジジュースなどにまぜて飲ませます。服薬ゼリーなども市販されていますので、試してみるのもいいでしょう。これらにまぜても薬の効果には影響ありません。また、子供は胃が小さく、おなかがいっぱいのために飲みたがらない可能性もあります。ほとんどの第二世代の抗ヒスタミン薬は、食事の影響を受けないので、食後の服用を指定されている場合は、医師に相談してみてください。薬を無理やり飲ませると、トラウマになってしまい、ますます薬を嫌がる悪循環に陥ることがあります。**時間はかかっても薬を飲む意味を説明し、自分の意志で飲めるように根気よく仕向けていくことが大切です。**

ただし、アトピー性皮膚炎治療において、抗ヒスタミン薬はあくまで補助的な位置づけです。あまり効果がなければ無理して内服させずに、外用治療や保湿スキンケアをしっかり行うことがとても大切です。

(中原剛士)

Q41
「タクロリムス外用薬」を処方されました。どんな薬ですか？

タクロリムス外用薬の使用量

年齢（体重）	１回塗布量の上限（塗布回数は１日２回まで）
2～5歳（20キロ未満）	1グラム（2グラムまで／1日）
6～12歳（20～50キロ未満）	2～4グラム（4～8グラムまで／1日）
13歳以上（50キロ～）	5グラム（10グラムまで／1日）

※2歳未満の乳幼児は使用できません。

「タクロリムス外用薬（商品名：プロトピック軟膏《なんこう》）」は、アトピー性皮膚炎の炎症を鎮静するために使用される外用薬です。『アトピー性皮膚炎診療ガイドライン』において、推奨度1、エビデンスレベル（科学的根拠の信頼度）Aに位置づけられています。

タクロリムス外用薬は、「免疫抑制外用薬」とも呼ばれ、その名のとおり免疫反応を抑える働きがあり、アレルギー性の炎症にかかわる「T細胞」という免疫細胞の働きを強力に抑制します。また、かゆみにも効果があることが知られています。

タクロリムス外用薬は、有効成分の粒が大きいため、バリア機能が低下した炎症部位にはよく吸収さ

タクロリムス外用薬の肌への吸収

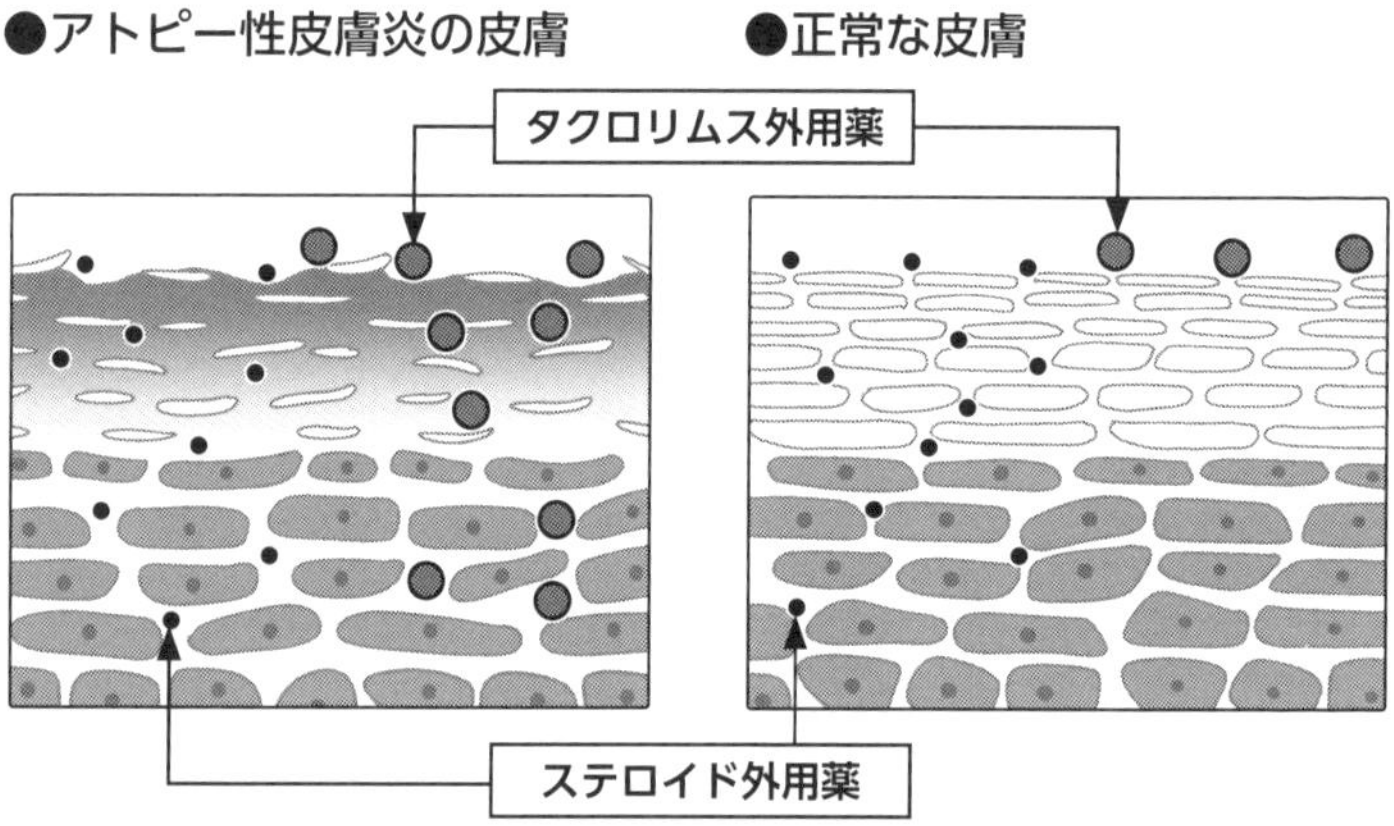

れますが、健康な皮膚では吸収されにくいという特性があります。つまり、炎症によってバリア機能の壊れている皮膚は通り抜け、治ってきた正常の皮膚は通り抜けにくいので、炎症のある患部にピンポイントで作用するというわけです。ただし、**顔や首など吸収率の高い部位には極めて有効である**一方、手足や胴体など吸収率の低い部位では、効き始めるまでに時間がかかります。速効性のあるステロイド外用薬と比べると、少しもどかしいかもしれませんが、使いつづけることで効果を実感できるでしょう。

タクロリムス外用薬には、16歳以上に使用可能な0・1％軟膏と、2～15歳の小児用の0・03％軟膏があり、体重10キロあたり、1回1グラム、1日2回までと使用量が決められています。

（中原剛士）

Q42 「タクロリムス軟膏」はどんなときに使いますか？

大人のアトピー性皮膚炎の人に多く見られる症状に、顔の難治性の皮膚症状があります。この症状の治療には、Ⅳ群ミディアムランク以下のステロイド外用薬（Q57を参照）を用いますが、なかなか改善が見られないこともあります。Ⅲ群ストロングランク以上のステロイド外用薬を用いると、ある程度は症状が改善することがわかっていますが、顔は皮膚が薄くステロイドの吸収率の高い部位であるため、作用の強いステロイド外用薬を長期に使用することは、副作用の心配からできません。

そこで、**難治性の顔の皮疹《ひしん》の有効な治療薬**としてよく使用されるのが、「タクロリムス軟膏《なんこう》」です。**炎症を抑える力は、ステロイド外用薬のストロング〜ミディアムランクと同程度で、顔への長期使用が可能**です。

さらに、タクロリムス軟膏の優れた点は、ステロイドを長期間使ったことによる局所的な副作用（Q69を参照）、「皮膚萎縮《いしゅく》」（皮膚が薄くなる）や「毛細血管拡張」（血管が目立つ）などが起きないことです。長い間塗りつづけても、**皮膚が薄くなってしま**

うなどの副作用の心配はありません。

タクロリムス軟膏は、顔、首などの吸収率のいい部位に適しており、目のまわりやまぶたにも使うことができ、ステロイド外用薬によって皮膚が薄くなるなど局所副作用の症状がある部位にも使用可能です。また、ステロイド外用薬などの既存治療では改善が見られなかった人にも、ステロイド外用薬とは作用のしくみが違うので効果が現れる可能性があります。

しかしながら、日本では使用量の制限（Q41を参照）があり、

●ステロイド外用薬の代わりに全身に塗るには十分な量ではないこと、

●刺激感があるのでジュクジュクとした部分には適さないこと（Q43を参照）、

●Ⅱ群ベリーストロングランクに相当する効きめがないこと、

などから、強力な薬効を必要とする重症の皮疹の部分や、広範囲に皮疹が広がっている場合には、タクロリムス軟膏単独では不十分です。

そこで、このような場合は、原則としてまずステロイド外用薬で皮膚の改善を図った後に、タクロリムス軟膏に移行します。

タクロリムス軟膏とステロイド外用薬をうまく使い分けることによって、ステロイド外用薬の減量や中止が可能になることも少なくありません。

（中原剛士）

Q43 タクロリムス軟膏を塗ってはいけない部位を教えてください。

タクロリムス軟膏《なんこう》は、炎症に対して著しい効きめがある薬ですが、ヒリヒリとした灼《しゃく》熱《ねつ》感やほてり感などの刺激症状が出ることがあります。この症状は使用開始時に現れ、皮疹《ひしん》の改善に伴って薬が吸収されにくくなり、ほとんどの人は1週間ほどで治まってきますが、中には刺激感が残る人もいます。

刺激性が強まる可能性がある部位には、使用をさけてください。ジュクジュクとした部分（びらんや潰瘍面《かいよう》）、おできやニキビのある部分、皮膚以外の部分（口や鼻の中の粘膜）、外陰部には使用できません。

また、タクロリムス軟膏を使用している期間は、なるべく日光に当たらないように注意しましょう。通勤通学や買い物などの日常生活の範囲内であれば問題はありませんが、過度の紫外線を浴びることは好ましくありません。運動会や海水浴など、日光に長時間当たる日は、薬を塗らないようにしてください。紫外線治療（Q48を参照）との併用も、皮膚がんのリスクが上がる可能性があるためできません。

（中原剛士）

Q44 タクロリムス外用薬でがんになると聞きましたが、大丈夫ですか？

タクロリムス外用薬を使用したことによって、皮膚がんやリンパ腫《しゅ》の発症リスクが高くなったというエビデンス（科学的根拠）はありません。

マウスを使った実験では、タクロリムスによる高い血中濃度が長時間続くと、リンパ腫が起こりやすくなることがわかっています。しかし、ヒトとマウスでは皮膚の構造が異なり、ヒトが使用量を守って正しく使用している場合、タクロリムスの高い血中濃度が続くことはないので、問題はないでしょう。

かつて、外国でタクロリムス外用薬を使用していた患者さんにリンパ腫、皮膚がんが見られたとの報告がありましたが、薬が原因となったという根拠はなく、何もしなくても自然に発症する確率と比べても高くありませんでした。**タクロリムス外用薬を使ったことによってリンパ腫、皮膚がんを発症するリスクが上がることはないと考えられます。**ただし、過度の紫外線を浴びることをさけ、医師の指示に従って、1日当たりの使用量の制限を守り、正しく使用することが大切です。

（中原剛士）

Q45 「シクロスポリン」という内服薬はどんな薬ですか？

「シクロスポリン（商品名：ネオーラル）」は、もともとは臓器移植のさいの拒絶反応を抑えるために用いられていた免疫抑制薬の一つで、『アトピー性皮膚炎診療ガイドライン』において、推奨度2、エビデンスレベル（科学的根拠の信頼度）Bに位置づけられています。欧米の多くの国では、アトピー性皮膚炎に対する有効性が示されており、日本でも２００８年に保険適用となりました。現在のところ、その適応となるのは、16歳以上の既存治療で十分な効果が得られない最重症患者のみです。

投与後、速やかにかゆみが軽快することから、**かゆみが激しく掻破《そうは》（かくこと）の著しい患者さんの治療に非常に有効です。**治療は原則として外来で行い、薬の量は、体重１キロ《キロ》当たり１日３ミリグラム《ミリグラム》から開始し、病態によって１日５ミリグラム《ミリグラム》を超えないように増減します。一つの目安として投与後１ヵ月で効果を確認し、継続または中断を考えます。継続の場合も、長期使用での安全性が確立していないことから、８～12週で終了とし、長期投与が必要な場合は、２週間以上の休薬期間を設けることが必要です。（中原剛士）

Q46 「デュピクセント」という注射薬の特徴と効果を教えてください。

近年、アトピー性皮膚炎の治療薬として注目を集めているのが、生物学的製剤（抗体医薬）の「デュピクセント」という注射薬です。生物学的製剤とは、化学的に合成された薬ではなく、生物が作り出すたんぱく質などを利用した薬で、ワクチンなども生物学的製剤に含まれます。

２０１８年４月に承認されて以来、デュピクセントはアトピー性皮膚炎の特効薬として使用されています。当初は副作用の懸念が指摘され、限定的に大学病院でのみ使用されていましたが、現在は一般の開業医でも使用可能となっており、デュピクセントによる治療を受けたことのある患者数は、世界全体で16万人、日本では２万人と、増加傾向にあります。

デュピクセントは、アトピーによってバランスがくずれた「Th2反応」を抑えることで、アトピー性皮膚炎の炎症を引き起こす原因である「Th2サイトカイン」の反応を根本から抑制してくれます。

具体的な効果としては、注射を続けるとかゆみと炎症が消えるだけでなく、見違えるようなきれいな皮膚になり、カサカサした乾燥肌も改善します。まさにアトピー性皮膚炎の特効薬といえるでしょう。

なお、デュピクセントの使用に当たっては以下の条件があります。

①ステロイド外用薬など従来の治療法で十分な効果が得られない中等症から重症のアトピー性皮膚炎患者
②15歳以上
③月2回の通院が可能な人

このうち③にかんしては、2週間に1回の注射が必要なための条件ですが、2019年からは条件つきで自己注射ができるようになりました。

さらにもう一つ、デュピクセントの使用に当たって大きなネックとなるのが価格です。つまり、多額の費用が負担できる人、あるいはなんらかの補助が受けられる人という条件があるのです。

2020年4月に薬価が改定されて減額されましたが、それでも3割負担で1回あたり約2万円の治療費がかかるため、経済的なことを考えると、なかなか手を出しにくい治療法であることは否定できません。

（髙森建二）

Q 47 夢のかゆみ止めといわれる「レミッチ」という薬について教えてください。

「レミッチ」は当初、血液透析をしている腎臓《じん》病の患者さんに向けた掻痒《そうよう》症改善薬として開発されました。

血液透析は、血液中にたまった老廃物を人工の膜で除去し、血液をきれいにする治療法で、局所あるいは全身に強烈なかゆみが生じるという特徴があります。そのかゆみは、QOL（生活の質）に影響を与えるばかりでなく、ストレスからうつ病などを発症させ、自殺の要因になっているとの報告もあります。

レミッチは、既存薬では効きにくかった、そうしたつらいかゆみに対して有効性を示す「夢の止痒《しよう》薬」として使用され、現在では慢性肺疾患《しっかん》にも効果が高いことがわかり、肺疾患の患者さん向けの掻痒症改善薬としても承認されています。

ただし、レミッチのアトピー性皮膚炎のかゆみに対する有効性については、エビデンス（科学的根拠）のある疫学的研究が報告されておらず、推奨されていないというのが現状です。

（高森建二）

Q48 アトピー性皮膚炎の「紫外線治療」とはどんな治療法ですか？

抗炎症外用薬（ステロイド外用薬やタクロリムス外用薬）、抗ヒスタミン薬、保湿外用薬などによる標準治療で症状が軽快しない患者さんや、従来の治療で副作用が生じた患者さんに対して「紫外線治療」が行われることがあります。

太陽光線に含まれる紫外線には、日焼けを起こし、皮膚細胞にダメージを与える一方、「免疫の抑制」「炎症の抑制」の作用もあります。

紫外線の波長やエネルギー量を調整して利用し、皮膚疾患《しっかん》を起こしている免疫細胞の量を減らしたり、作用を弱めたりすることによって病気の勢いを抑える――それが、紫外線治療です。

現在、アトピー性皮膚炎に対する紫外線治療に用いられているのは、主に「**ナローバンドUVB療法**」と呼ばれている治療法です。

紫外線には、波長の長い順に、「A波（UVA）」「B波（UVB）」「C波（UVC）」の3種類があり、C波は空気中の酸素分子とオゾン層によって遮られ地表には届きません。地表に届くＡ波、Ｂ波のうち、ナローバンドＵＶＢ療法で用いられるのは、波長の短いＢ波です。Ｂ波の中でも治療効果の高い特殊な波長（３１１ナノメートルをピークとする／１ナノメートル＝10億分の１メートル）を照射します。照射時間は初めは短く、その後徐々に長くしていき、患者さんごとの最適な照射時間を決めていきます。

ナローバンドＵＶＢ療法は、特にかゆみのコントロールにおいて効果的であることから、多くの病院で使われています。一般的には最初は入院して行い、その後、通院で続けるとより効果が上がることがあります。

また、ナローバンドＵＶＢ療法が全身型の紫外線照射器であるのに対して、局所型の「**ターゲット型エキシマライト**」があります。ナローバンドＵＶＢ療法と同じＢ波を用いて、症状のある部位にのみピンポイントで照射します。炎症部分が限定されている患者さんには、体への総照射量を抑えて、効率よく治療でき、かゆみにも効果が期待できます。

紫外線療法は、アトピー性皮膚炎に対して有効性を示す報告が多い一方で、紫外線を用いることから、長期的な治療では皮膚がん発症のリスクを高める可能性が知られています。短期間行うことは特に問題はありませんが、紫外線治療に精通した医師の管理のもとで適切に行うことが大切です。

（中原剛士）

Q49 「ウェットラップ法」とはどのような治療法ですか？

皮膚の保湿を目的とした「ウェットラップ法」は、皮膚のバリア機能の状態がよくない、重症・最重症のアトピー性皮膚炎の患者さんに行われることがあります。

やり方は、入浴後に保湿外用薬とステロイド外用薬を塗った後、お湯かぬるま湯で湿らせた専用の下着、手袋、靴下（刺激の少ない包帯状の専用の布でできたもの）を身に着けます。その上から乾いた専用の布を着けて、２～３時間ほどその状態を保ちます。効果を確かめながら、これを１日に１～２回、５日間ほど続けます。

ウェットラップ法は、臨床試験によってその効果が確かめられていますが、それは、あくまでも保湿外用薬やステロイド外用薬の治療をしている人を対象に、ウェットラップ法を併用した場合と、併用しなかった場合を比較した結果です。通常の治療をせずに、症状の改善が見られたわけではありません。

症状の改善には、やはり保湿外用薬やステロイド外用薬の塗布などの基本の治療をきちんと行っていくことが大切です。

（中原剛士）

Q50 「ブリーチバス療法」という抗菌療法について教えてください。

「ブリーチバス療法」とは、消毒に使う「次亜塩素酸ナトリウム」を入れた風呂につかるアトピー性皮膚炎の治療法の一つです。

皮膚には多くの細菌が存在し、そのほとんどは害のない菌です。これらを常在菌と呼びます。しかし、毒素を持つ菌が繁殖することもあり、その中にはアトピー性皮膚炎の患者さんの湿疹《しっしん》悪化に影響を与えている黄色ブドウ球菌もあります。**この黄色ブドウ球菌を減らす目的で生まれたのがブリーチバス療法なのです。**

ただし、アトピー性皮膚炎とブリーチバス療法にかんしての研究をまとめた解析では、現在のところ効果があるというエビデンス（科学的根拠）は出ていません。その中には、ふつうの入浴のほうがアトピー性皮膚炎の症状が改善したとの報告もあります。

ブリーチバス療法は、黄色ブドウ球菌だけでなく皮膚の健康な常在菌まで殺してしまうこともあり、長い目で見ると症状を悪化させてしまう可能性もあります。そのため、有効性が証明されるまで行うのは控えたほうがいいでしょう。

（髙森建二）

Q51 漢方薬でかゆみは治まりますか？

近年、研究者を中心に東洋医学が注目を集めています。

東洋医学の治療法の一つである「漢方薬」は、中国から伝わり、その後、日本で独自に発展した伝統医学で、漢方医学にもとづき、２種類以上の生薬を、定められた組み合わせや分量で調合して作られます。

現在、日本国内では、約１５０種類の漢方薬が医師の処方箋《せん》のもと、「医療用漢方製剤」として健康保険が適用され、医療に生かされています。また、薬局などで処方箋なしに手軽に購入できる「一般用漢方製剤」も存在します。漢方薬の剤型（薬の形）は、生薬を煎《せん》じてエキス分を抽出し、それを顆粒《かりゅう》や錠剤などに加工したエキス剤がほとんどです。

漢方薬は複数の生薬から作られるため、多様な有効成分が含まれており、さまざまな症状に対応できることが特徴です。こうした特徴から、**漢方薬には慢性的な疾患《しっかん》や体質がかかわる疾患などに対する効果が期待されており、**アトピー性皮膚炎の治療においても推奨されることがあります。

漢方薬の中で、かゆみの症状に特化して抑制効果が期待できるものとして、以下があげられます。

●抑肝散加陳皮半夏《よくかんさんかちんぴはんげ》

抑肝散加陳皮半夏とは、精神や自律神経の高まりやイライラを抑える作用のある漢方薬です。強いかゆみがあり、イライラしてかきむしるなどの症状に効くといわれており、アトピー性皮膚炎のモデルマウスに、抑肝散を経口《けいこう》で与えた実験では、皮膚病やかゆみが改善されたという報告があります。

●桂枝茯苓丸《けいしぶくりょうがん》

桂枝茯苓丸とは、滞った血のめぐりをよくすることで、のぼせや足冷えなどを感じる人の生理痛や月経不順、月経異常、血の道症などを改善する漢方薬です。体中で発生し、かゆみを誘発する物質である「活性酸素」を除去する抗酸化作用を持つことも知られており、かゆみの抑制に役立つと考えられています。

そのほかにも、黄連解毒湯《おうれんげどくとう》や十味敗毒湯《じゅうみはいどくとう》、消風散《しょうふうさん》、当帰飲子《とうきいんし》、補中益気湯《ほちゅうえっきとう》などの漢方薬が、アトピーの諸症状に効果があるといわれています。アトピー性皮膚炎の症状が比較的軽い人で、漢方薬の利用を考えている場合、どの薬が自身の体質や症状に最適なのか、事前に医師や薬剤師などに相談することをおすすめします。

（高森建二）

Q52 民間療法でアトピー性皮膚炎に効くものはありますか？

アトピー性皮膚炎については、ステロイド外用薬に対する間違った知識や根拠のない不安が根強くあり、そうした背景からさまざまな「民間療法」が登場しました。民間療法の中には〝怪しいアトピービジネス〟とつながっているものも多く、「アトピーが治った！」といった広告を目にする機会もあるかと思います。民間療法のすべてが悪いというわけではありません。実際に精神的な部分での支えになって、症状が改善する可能性もないとはいえません。ただし、「ステロイド外用薬を使わずに」といった薬物療法自体の中止を促す広告などには、特に注意が必要です。

民間療法に頼り、正しい治療をしなかったことによって、せっかくの治す機会を逸してしまい、さらに症状を悪化させるという危険性も少なくありません。治療の基本は、日々のスキンケアと薬物療法、そしてストレスなどの悪化因子の除去にあります。時間はかかるかもしれませんが、回復への一番の近道はこれらの治療を根気よく続けることです。

（髙森建二）

Q53 鍼灸はアトピー性皮膚炎に効果がありますか？

Q51で紹介した漢方薬とともに、東洋医学の一つに数えられるのが「鍼灸《しんきゅう》」です。

鍼灸は、体の変化を手でふれながら観察して状態を把握し、問題がある患部やツボに鍼《はり》を打ったり、灸をすえたりと、刺激を与えることで、体のバランスを整え、自然治《ち》癒《ゆ》力や免疫力を高めて、機能回復をはかるという治療法です。

鍼灸の治療は、かゆみに対して効果的であることがわかっています。鍼灸には、皮膚や粘膜に直接刺激を加えることで血液循環を促し、アレルギー性の炎症を抑え、皮膚のバリア機能を正常に近づける働きがあるといわれているのです。

近年、東洋医学への関心の高まりとともに、鍼灸をテーマにした研究論文が増えてきており、アトピー性皮膚炎に対する鍼灸の効果や安全性についてもさまざまな論文が発表されています。ただし、現在のところ、その効果のメカニズムについては、はっきりとした答えは出ておらず、研究途上のテーマといえるでしょう。

鍼灸治療は漢方薬と同様に、健康保険が適用されます。鍼灸に興味のある人は、まずは鍼灸院を訪れて、鍼灸師に相談してみてください。

（高森建二）

Q54 入院治療はどんな症状のときに行うのですか？

通院では治療が難しいと医師が判断したときに、入院治療を行うことがあります。

●重症化したとき

重症の患者さんの中には、急性増悪（もともと悪かった状態が急激にさらに悪くなる）の場合と、慢性的に重症の皮膚炎が長引いているケースがあります。どちらも入院治療の対象になりますが、特に後者の場合、入院治療の意義が大きいといえます。

慢性的に重症の皮膚炎が長引いているケースでは、強い勢いを持つ炎症、またはかきむしりによって炎症を悪化させてしまうなどの「疾患《しっかん》の活動性自体の問題」と、アトピー性皮膚炎の病態や治療方法などの理解不足、外用療法の意義や方法の理解不足、ステロイド忌避《きひ》などの「患者のアドヒアランスの問題」、環境要因や生活習慣の要因、過労などの「悪化因子の問題」が背景にあり、この三つの問題の相互作用によって、重症の炎症が長引いていることが多いのです。

入院治療によって、日常の環境から離れ、外用療法を徹底し、時間的に余裕のある中で患者と医師の信頼関係を確立させ、悪化因子や外用方法、スキンケア方法を見直すことで、早期の寛解《かんかい》をめざします。

●紫外線治療を行うとき

ステロイド外用薬が効きにくい人や重症の患者さんに、免疫を抑制し、炎症を抑える効果のある紫外線治療が行われることがあります（Q48を参照）。最初は入院して行い、その後通院で続けるとより効果が上がることがあります。

●感染症を合併したとき

アトピー性皮膚炎で炎症が起こると、患部が細菌などに感染しやすくなります。皮膚の感染症を合併し、リンパ節がはれたり、高熱が出たりした場合、抗菌薬や抗ウイルス薬などの投与のため、入院治療となることがあります。

●アトピー性皮膚炎の病気や治療について学ぶ教育入院

アトピー性皮膚炎では重症度にかかわらず、薬物療法を中心とした治療を適切に続けることができずに、治療効果が上がらないケースがしばしば見られます。そこで、アトピー性皮膚炎についての知識や理解を深め、今後の治療や日常生活に役立てることを目的とした教育入院が行われています。教育入院では、ステロイド外用薬の塗り方やスキンケアなどの正しい治療法を学びます。小児のアトピー性皮膚炎の治療のために、父母が学ぶための教育入院も、一部の医療機関で実施されています。（中原剛士）

Q55 転地療法でアトピー性皮膚炎は改善しますか？

「転地療法」とは、現在、住んでいる場所とは違う場所に移り住み、保養を行うことによって、症状の改善を目指す療法のことです。夏休みや冬休みといった長期休暇のさいにだけ一時的に移り住む方法と、永住する方法があります。

転地療法により、アトピー性皮膚炎の症状が軽減、または良好な状態が続くことがあります。なぜでしょうか。アトピー性皮膚炎では、汗をかく夏の季節に悪化する人、空気の乾燥する冬場に悪化する人など、季節や気候によって症状がよくなったり悪くなったりすることがあります。そこで、湿度が高く、じめじめとした夏期に悪化しやすい人は空気の乾燥した地域に、逆に冬期の乾燥によって悪化しやすい人は、少し湿度の高い地域に住むと症状の軽減が期待できるというわけです。

しかし、転地療法によってアトピー性皮膚炎が完治したかのように症状が治まったという症例がある一方で、高いエビデンス（科学的根拠）があるわけではなく、患者さんの誰にでも有効であるとはいえないでしょう。何より誰もが簡単に行える方法ではなく、気軽に試せるものではありません。

（中原剛士）

Q56 再生医療など新治療について教えてください。

「再生医療」とは、ケガや病気などによって失ってしまった機能を、化合物である薬ではなく、人間の体が持っている「再生する力」を利用して、もとどおりに戻すことをめざした医療のことです。

再生医療は、組織の損傷部位に自然と移動し、その組織を修復する性質を持つ「幹細胞」を用いて行われます。皮膚や関節に直接注射をし、損傷部位に幹細胞を到達させることが治癒《ちゆ》への近道ですが、体内には直接注射することができない部位も多く存在します。そこで、幹細胞を血流に乗せ、損傷部位まで到達させるという「幹細胞点滴療法」が発明されました。

アトピー性皮膚炎に対する再生医療としては、難治性のものにかぎり、この幹細胞点滴療法が有効であると報告されています。自分の体の中に存在する間葉系幹細胞を体外で培養し、細胞の数を増やしたのち、点滴によって体内に戻すという治療です。

ただし、幹細胞点滴療法は熟練した技術や知識が必要とされるため、ほとんどの施設では実施が困難で、患者さんが受けにくいというのが実情です。

（髙森建二）

第5章

ステロイド治療についての疑問18

Q 57 ステロイド外用薬にはどんな種類がありますか？

『アトピー性皮膚炎診療ガイドライン』において、推奨度1、エビデンスレベル（科学的な根拠の信頼度）Aに位置づけられている「ステロイド外用薬」は、アトピー性皮膚炎治療の基本となる薬剤です。第一選択薬として、最も多く使用されています。「ステロイド」とは、腎《じん》臓の上にある「副腎」から分泌《ぶんぴつ》される「副腎皮質ホルモン」を指します。**その薬効成分「合成副腎皮質ホルモン」を配合した外用薬を「ステロイド外用薬」といいます。**

ステロイド外用薬は、その強さ（ランク）から、最も強いⅠ群（ストロンゲスト）、非常に強いⅡ群（ベリーストロング）、強いⅢ群（ストロング）、穏やかなⅣ群（ミディアム）、弱いⅤ群（ウィーク）の5段階に分かれています。

また、同じランクの中にも、さまざまな種類があります（次ページの表を参照）。剤型も、「軟膏《なんこう》」「クリーム」「ローション」などがあり（Q59を参照）、皮疹《ひしん》の重症度と塗る部位によって使い分けます。

（中原剛士）

ステロイド外用薬の強さと種類

ステロイドの強さ（ランク）	主な種類（商品名）
Ⅰ群 ストロンゲスト	クロベタゾールプロピオン酸エステル（デルモベート）
	ジフロラゾン酢酸エステル（ジフラール、ダイアコート）
Ⅱ群 ベリーストロング	モメタゾンフランカルボン酸エステル（フルメタ）
	酪酸プロピオン酸ベタメタゾン（アンテベート）
	フルオシノニド（トプシム）
	ベタメタゾンジプロピオン酸エステル（リンデロン-DP）
	ジフルプレドナート（マイザー）
	アムシノニド（ビスダーム）
	吉草酸ジフルコルトロン（テクスメテン、ネリゾナ）
	酪酸プロピオン酸ヒドロコルチゾン（パンデル）
Ⅲ群 ストロング	デプロドンプロピオン酸エステル（エクラー）
	プロピオン酸デキサメタゾン（メサデルム）
	デキサメタゾン吉草酸エステル（ボアラ）
	ハルシノニド（アドコルチン）
	ベタメタゾン吉草酸エステル（ベトネベート、リンデロン V）
	フルオシノロンアセトニド（フルコート）
Ⅳ群 ミディアム	吉草酸酢酸プレドニゾロン（リドメックス）
	トリアムシノロンアセトニド（レダコート）
	アルクロメタゾンプロピオン酸エステル（アルメタ）
	クロベタゾン酪酸エステル（キンダベート）
	ヒドロコルチゾン酪酸エステル（ロコイド）
	デキサメタゾン（グリメサゾン、オイラゾン）
Ⅴ群 ウィーク	プレドニゾロン（プレドニゾロン）

強 ↕ 弱

※『アトピー性皮膚炎診療ガイドライン』より改変

Q58 ステロイド外用薬はいつ塗るのが効果的ですか？

ステロイド外用薬は、入浴後に塗るのが効果的です。

入浴やシャワーで汚れを落として、タオルでさっと水分を拭き取り、発汗や体のほてりが収まったら、時間をおかずに保湿外用薬とステロイド外用薬を塗ってください。

アトピー性皮膚炎では、皮脂汚れや汗などの体液の付着、黄色ブドウ球菌などの感染症病原菌の定着が、皮膚症状の悪化の要因になり得るため、入浴やシャワーで皮膚を清潔に保つことが重要です。ふだんカサカサの乾燥肌の人でも、入浴直後はしっとりしていると思います。それは入浴によって皮膚の水分量が高くなったためです。しかし、入浴後は急速に皮膚から水分が蒸発・拡散して、ドライスキン状態になっていきます。皮膚を清潔に保つことは重要ですが、ドライスキンは大敵ですから、この水分が蒸発してしまう前に、油分（保湿剤と薬）で皮膚を保湿しましょう。

入浴後は薬の浸透度が高い絶好のタイミングです。お風呂上がり5分以内を目安に、薬と保湿剤を塗ることを習慣化させましょう。

（中原剛士）

Q59 軟膏とクリームで効果の違いはありますか？

ステロイド外用薬の剤型による効きめの違いについては、国や研究機関によって報告に差がありますが、透過性ではクリームが、皮膚の保護作用では軟膏《なんこう》が優れているといえます。適応範囲が広いことから、『アトピー性皮膚炎診療ガイドライン』では、軟膏が基本となっています。

●軟膏……最も多く処方される剤型です。乾燥した患部、湿潤した患部のどちらにも使用できます。ベタつき感がありますが、皮膚への刺激が少なく、保護作用があり、適応範囲が広いのが特徴です。

●クリーム……伸びがよく、軟膏よりはベタつきが少ないことから、特に夏期の使用感がいい剤型です。浸透性に優れていますが、刺激になることがあります。

●ローション……液状なので、広範囲の使用や、軟膏やクリームを使用しにくい頭髪部などに適しています。

このほか、ジェルやスプレー、シャンプーなど新しい基剤の薬剤も登場しており、部位や季節、使用感などを考えて選択するといいでしょう。

（中原剛士）

Q60 ステロイド外用薬を塗っているときも保湿剤は必要ですか？

保湿外用薬（保湿剤）によるスキンケアは、アトピー性皮膚炎の治療の基本です。ステロイド外用薬は、あくまでも「今起きている炎症を抑える」目的のもので、保湿剤によるスキンケアは「肌の乾燥を防ぎ、バリア機能を低下させない」目的のものです。

アトピー性皮膚炎の人は、体質的に皮膚のバリア機能の異常によって乾燥肌になります。炎症が起こるとさらに皮膚のバリア機能が低下し、乾燥肌が重症化します。ステロイド外用薬やタクロリムス外用薬は、炎症を軽減させますが、保湿力はほとんどありません。**アトピー性皮膚炎の治療において「炎症を治療する」ことと「乾燥肌を治療する」ことは、どちらも欠かせない車の両輪**といえます。

保湿外用薬にはさまざまな種類（Q104を参照）があり、使用感も違います。自分に合った保湿剤を見つけてください。また、ステロイド外用薬を塗る範囲の広い人は、保湿剤とステロイド外用薬をまぜて処方できる場合もありますので、医師に相談してみましょう。何よりも大切なことは、毎日続けるということです。（中原剛士）

Q61 ステロイド外用薬と保湿剤ではどちらを先に塗ればいいですか？

ステロイド外用薬と保湿外用薬（保湿剤）は、どちらを先に塗っても効果の違いはほとんどありません。ステロイド外用薬を塗る範囲が狭い人は、広範囲に塗る保湿剤を先に塗って、必要な部分にステロイド外用薬を塗るのがいいでしょう。逆にすると、先に塗ったステロイドが、塗る必要のない皮膚にまで広がってしまう可能性があるためです。しかし実際は、自分が塗りやすい順番で塗るのがいいと考えられます。

保湿外用薬はステロイド外用薬と別々に処方されるのが一般的ですが、広範囲にステロイド外用薬を塗布する必要がある患者さんには、まぜて処方されることもあります。別々に塗るにはかなりの時間がかかりますが、まぜて塗れば半分の時間ですむというわけです。基本的には、薬の安定性の面でも、保存性の面でもまぜないほうがいいとされていますが、なかなか時間が取れない患者さんに無理に別々に処方すれば、塗るべき量を塗らないで治療を長期化させてしまう可能性があります。医師の指示に従って、必要量を必要な期間しっかり塗布することが大切です。

（中原剛士）

Q62 ステロイド外用薬はどのくらいの量を塗ればいいのですか？

ステロイド外用量の目安（ＦＴＵ）

●小児

	顔＆頸部	上肢片側	下肢片側	体幹（前面）	体幹（背面）
3～6ヵ月	1（0.5グラム）	1（0.5グラム）	1.5（0.75グラム）	1（0.5グラム）	1.5（0.75グラム）
1～2歳	1.5（0.75グラム）	1.5（0.75グラム）	2（1グラム）	2（1グラム）	3（1.5グラム）
3～5歳	1.5（0.75グラム）	2（1グラム）	3（1.5グラム）	3（1.5グラム）	3.5（1.75グラム）
6～10歳	2（1グラム）	2.5（1.25グラム）	4.5（2.2グラム）	3.5（1.75グラム）	5（2.5グラム）

●成人

	顔＆頸部	上肢片側（腕＆手）	下肢片側（大腿～足）	体幹（前面）	体幹（背面）
15歳以上	2.5（1.25グラム）	3+1（2グラム）	6+2（4グラム）	7（3.5グラム）	7（3.5グラム）

※『アトピー性皮膚炎診療ガイドライン』より改変

　ステロイド外用薬を皮膚にしっかりと作用させるためには、その患者さんに合った薬を「正しい量」塗ることが大切です。

　その量を示す単位として「ＦＴＵ（フィンガー・チップ・ユニット）」があります。大人の人さし指の先端から第一関節（約2センチ）までに乗る量（約0・5グラム）が「1ＦＴＵ」で、1ＦＴＵを大人の手のひら約2枚分の範囲に塗るのが適量とされています。ローションタイプは、1円玉大で約0・5グラムです。また、塗るときは患部に強くすり込まず、乗せるようにやさしく広げます。（中原剛士）

ステロイド外用薬の適量の目安

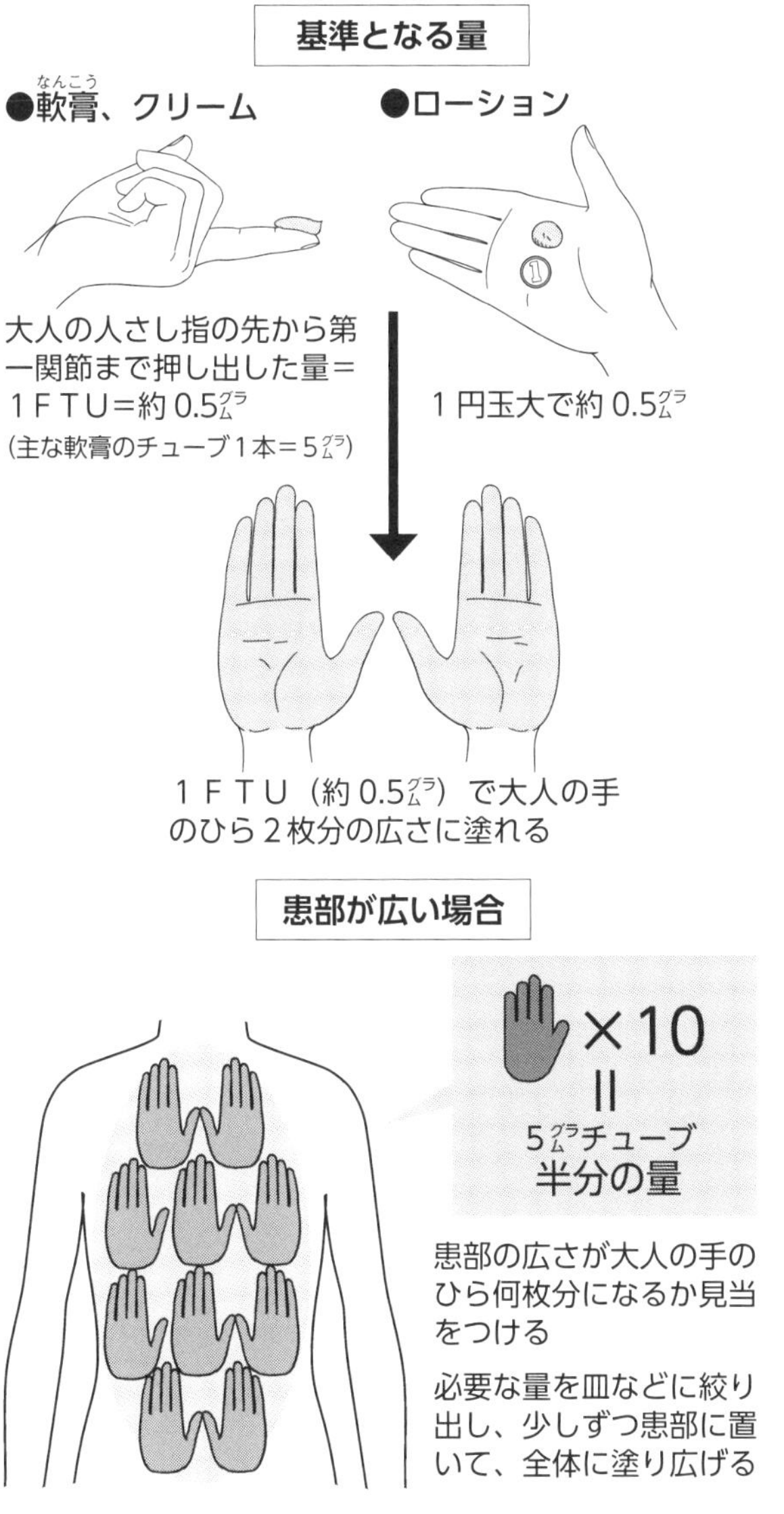
基準となる量
●軟膏《なんこう》、クリーム
●ローション
大人の人さし指の先から第一関節まで押し出した量＝1ＦＴＵ＝約0.5グラム
（主な軟膏のチューブ1本＝5グラム）
1円玉大で約0.5グラム
1ＦＴＵ（約0.5グラム）で大人の手のひら2枚分の広さに塗れる
患部が広い場合
×10
＝
5グラムチューブ半分の量
患部の広さが大人の手のひら何枚分になるか見当をつける
必要な量を皿などに絞り出し、少しずつ患部に置いて、全体に塗り広げる

Q63 ステロイド外用薬の治療効果を上げるポイントを教えてください。

　ステロイド外用薬の治療効果を上げるために、薬の特徴や使い方を正しく知ることが大切です。

●吸収率……皮膚の薄い部分と厚い部分では薬の吸収率が違います。厚い部分には同じ薬を多く塗ればいいというわけではなく、ステロイド外用薬の強さのランク（Q57を参照）で使い分けることがあります。

●種類……ステロイド外用薬は同じランクでもたくさんの種類の薬があり、作用が少しずつ違います。どのようなタイプのアトピー性皮膚炎に、どのステロイド外用薬が最も効果があるのかは、個人によって異なり一定していません。最初に使ったステロイド外用薬にあまり効果が出ない場合には、正しく塗れているかを確認すると同時に、同じランクの違う薬に変更してようすを見ていくこともあります。

●剤型……軟膏《なんこう》、クリーム、ローションなどがあります（Q59を参照）。処方された剤型が患部に塗りにくいなど、使用に問題があるときは医師に相談しましょう。

●期間……かゆみが治まり、見ためによくなってきたからという自己判断で、急に塗るのをやめると、すぐにぶり返してしまいます（Q36を参照）。塗る期間や塗る回数の減らし方は、必ず医師に相談してください。

（中原剛士）

ステロイド外用薬の吸収率

※各部位の吸収率は、前腕全面を１とした場合の比率

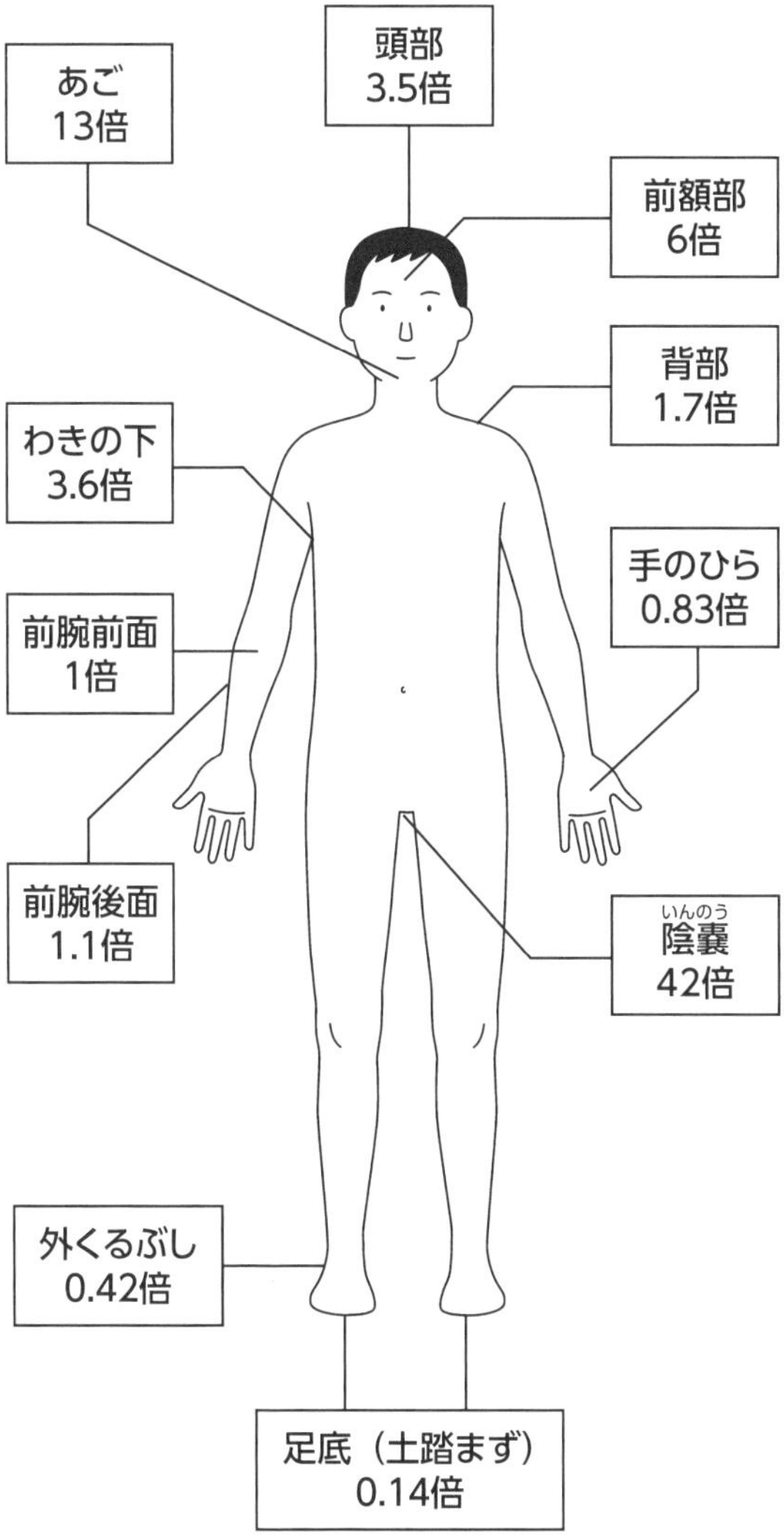

Q64 赤ちゃんがステロイド外用薬を使っても大丈夫ですか?

ステロイド外用薬は、２歳未満の赤ちゃんにも使用可能です。アトピー性皮膚炎の多くは、乳児期に発症します。だいたい生後２～３ヵ月ごろから、まずほお、額、頭に肌の乾燥が見られ、次いでその部分が赤くなってきます。徐々に赤みが強まって、強いかゆみを伴った発疹《はっしん》が出現します。発疹は顔や首、ひじやひざのくぼみに現れやすく、ひどくなると全身に広がります。かゆみはつらいもので、特に子供は我慢することができないため、血が出るまで引っかいてしまいます。自分で引っかくことができない乳児期には、母乳を飲むときや抱っこされているとき、お母さんの服にこすりつけてかいています。かけばかくほど皮膚の状態は悪化し、悪化すればさらにかゆみが生じてしまうため、かゆみを発生させる皮膚の炎症を早期に抑えることが重要なのです。

赤ちゃんの場合、副作用を心配されるご両親が多いのですが、医師の指示にしたがって適切な量を正しい期間使っているかぎり、重い副作用を起こすことはありません。**正しく治療すれば症状は改善し、成長とともに治ることも期待されます。**

（中原剛士）

Q65 赤ちゃんのアトピー性皮膚炎の治療の流れを教えてください。

赤ちゃん（2歳未満）のアトピー性皮膚炎の治療は、以下のように進められます。

●診察・検査……問診と指診による診察を行います。問診では付き添いの両親や保護者から話を聞きます。必要に応じて血液検査（Q28、29を参照）を行います。

●治療開始……アトピー性皮膚炎と診断されたら、重症度（Q15を参照）に合わせて、保湿外用薬（保湿剤）によるスキンケアと薬物治療を始めます。炎症・かゆみが強い（かきむしってしまう）場合は、抗ヒスタミン剤を補助的に使うこともあります。乳幼児に使える薬はかぎられているので、必ず医師の指示に従いましょう。

保湿剤は1日に1～2回、できるだけ体全体にしっかりと塗って、皮膚のバリア機能を補います。炎症がほとんどなく、乾燥のみの場合には、保湿剤によるスキンケアだけでいい状態を維持することも可能です。炎症を伴っている場合には、スキンケアに加えて炎症の強さに応じたステロイド外用薬を使用します。症状が強いうちは1日2回、軽快したら1日1回とします。患部に塗りはじめると3～4日ほどでかゆみや赤みが治まってきます。赤みが治まっても、つるつる、すべすべの皮膚になるまで十分な期間薬を塗ることが重要です。

治療開始後、1～2週間後に受診して、治療の効果を確認します。

●治療効果の確認……2週間～2ヵ月の治療により、症状が安定して悪化が見られない場合は、スキンケアは続けて行い、ステロイド外用薬のランクを下げる、または使用回数を減らしていきます。症状に変化がない、または悪化した場合は、ステロイド外用薬の塗る回数を1日1回から2回に増やします。または、同じランクの別の薬に変更する、あるいは悪化した部分だけに一つ上のランクの薬を一時的に使用します。

スキンケアは続けて、医師の指示どおりに定期的に通院し、治療効果を確認します。

●治療の終了または継続……症状がない、またはごく軽い症状になったら、ステロイド外用薬や抗ヒスタミン剤による薬物治療を終了します。皮膚のバリア機能を低下させないために、スキンケアは続けてください。

2歳未満で発症した場合、スキンケアをおこたらなければ、成長とともによくなる（自然寛解《かんかい》）ことが多く見られます。一方で、アトピー性皮膚炎はよくなったり悪くなったりをくり返すのも特徴の一つ。再び症状が現れたら、悪化しないうちに早めに対処することが大切です。

（中原剛士）

Q66 ステロイド治療中に妊娠しても大丈夫ですか？

ステロイド外用薬は、妊婦さんにも使える薬です。

妊娠中は、アトピー性皮膚炎の症状が悪化することもあり、担当医と相談しながら、ステロイド治療を続けることになりますが、多くの妊婦さんが、胎児への影響を心配されます。

塗り薬のステロイドは、塗った患部には強く作用しても、皮膚から体内へと吸収されるのは微量です。そして、ごくわずかだけ体内に入ったステロイドが、胎盤を通して胎児まで届くのは、さらにごくごく微量です。このことから、ステロイド外用薬にかんしては、強いランクの薬を過剰に大量に使用しなければ、胎児に影響が出ることはまずないと考えられます。胎児への影響を心配しすぎて、ステロイド外用薬の塗布を我慢した結果、症状が悪化して寝不足になったり、強いストレスがかかったりという状態のほうが、胎児への悪影響が大きくなってしまうといえるでしょう。

必要以上に怖がることなく、かかりつけの医師、産科医の指示のもと、しっかり保湿するスキンケアを軸に治療を続けていきましょう。

（中原剛士）

Q67 子供と大人ではアトピー性皮膚炎の治療にどんな違いがありますか？

アトピー性皮膚炎の治療は、子供と大人で大きな違いはありません。治療の柱は、保湿外用薬によるスキンケアと、ステロイド外用薬を中心とした薬物治療です。

子供でも炎症が強い皮膚に対しては、十分に強いステロイド外用薬を使う必要がありますが、大人より効果が出るのが早いことが多く、そのため、強いステロイド外用薬を塗布する期間が、大人よりも短いことが多いです。

赤ちゃん（2歳未満）には使用できないタクロリムス外用薬（Q41を参照）は、2歳から使用が可能になります。ステロイド外用薬で症状が軽減した部位や、顔、首などは、長期連用をしても、副作用の心配が低いタクロリムス外用薬に切り替えます。かゆみを抑える抗ヒスタミン薬も、大人になると使える種類が増えます。

一般に大人のアトピー性皮膚炎は治りにくいといわれていますが、医師の指導のもと、正しい治療を続けることで着実に回復に向かいます。「ストレスをためない」「規則正しい生活」「十分な睡眠」といった日常生活の改善も重要です。

（中原剛士）

Q68 ステロイド外用薬を塗ると肌が黒くなるというのは本当ですか？

「ステロイド外用薬の副作用で肌が黒くなる」と思われている人が多いのですが、これは間違った情報です。

皮膚が黒くなるのは、薬の作用によるものではなく、アトピー性皮膚炎そのものが原因です。ひどい炎症を起こした皮膚や、慢性的に炎症を起こした皮膚は、治療の過程で炎症が落ち着くさいに、一時的に黒ずむことがあります。いわゆる「炎症後色素沈着」といわれるものです。アトピー性皮膚炎では皮膚の炎症が何度もくり返されることから、特に、顔や首、ひじやひざの内側などの部位では、黒ずみが目立ってきてしまうのです。炎症が治まって皮膚の赤みがよくなる過程で、この一時的な炎症後色素沈着が見られるため、ステロイドを塗ったら皮膚が黒くなった、と誤解されやすいようです。炎症後色素沈着は、特に大人のアトピー性皮膚炎でよく見られます。アトピー性皮膚炎の炎症が改善し、いい状態を維持できれば、時間をかけてだんだんともとの肌の色に戻ります。

（中原剛士）

Q69 ステロイド外用薬は副作用が危険と聞きますが、本当ですか？

ステロイド外用薬は、正しく使用すれば安全な薬です。「危険な副作用」はありません。副作用に対する代表的な勘違いの一つが、外用薬（塗り薬）と注射剤や飲み薬をいっしょに考えてしまうことです。外用薬は、皮膚から吸収されても血液中に入る量は微量ですから、通常の使用量を守っているかぎり、全身性の副作用が出ることは基本的にはありません。外用薬による副作用は、皮膚に塗った箇所にかぎられます。

ステロイド外用薬を同じ場所に塗りつづけた場合に現れることがある局所的な副作用は、①毛が濃くなる（うぶ毛が生える）。②ニキビができやすくなる。③皮膚が薄くなる（皮膚萎縮《いしゅく》）。④血管が目立つことがある（毛細血管拡張）。⑤皮膚が薄くなりすぎると「皮膚線条」ができることがある。の5点です。

このうち、①～④はステロイド外用薬の使用が少なくなる、または中止すると回復しますが、⑤は回復しません。皮膚線条は、同じ箇所に数年間、毎日塗りつづけると発生します。医師の指示に従って塗る量、期間を守ることが重要です。

（中原剛士）

Q70 ステロイド治療は根本治療にならないと聞きましたが、本当ですか？

ステロイド外用薬を用いた、アトピー性皮膚炎の薬物治療は、今起きている不快な症状を軽減させるための「対症療法」であり、アトピー性皮膚炎そのものを治すための治療ではありません。しかし、炎症が起こっていること自体がかゆみや刺激の受けやすさをどんどん悪化させるため、ステロイド外用薬で炎症を抑えることは悪化因子を抑える、という意味でもとても重要です。

皮膚のバリア機能の低下、アトピー素因、さらにはストレスなど、さまざまな原因が重なり合って起こるアトピー性皮膚炎は、世界中で研究が進められていますが、現在のところ完治させる治療法は見つかっていないのです。

ステロイド治療は、世界中で実施されているアトピー性皮膚炎治療のスタンダード、つまり「標準治療＝エビデンス（科学的根拠）が十分に確立している治療法」です。根治させることはできなくても、ステロイド治療でいい状態を維持することで、結果的に長期寛解《かんかい》や治癒《ちゆ》につながる可能性も十分考えられます。

（中原剛士）

Q 71 かゆみや赤みが消えたので薬をやめてもいいですか？

かゆみや赤みが消えても、自己判断で薬を中止せず、医師に相談してください。**表面の皮膚はきれいに見えても、炎症を起こす物質が皮膚の細胞にまだ残っている可能**性があります。炎症のあった部位の皮膚をつまんでみて、硬い部分がないことを確認しましょう。それが一つの目安です。治療が不十分な状態でステロイド外用薬やタクロリムス外用薬を中止してしまうと、すぐに症状がぶり返してしまいます。

　また、皮膚の硬い部分がなくなり、十分に症状が落ち着いた状態（寛解《かんかい》）になっても、しばらくするとまた炎症がくり返されることもあり、それがアトピー性皮膚炎の特徴でもあります。それでも、治療を続ければ症状の軽い期間がだんだん延びていきますから、あせらずに治療を続けていきましょう。

（中原剛士）

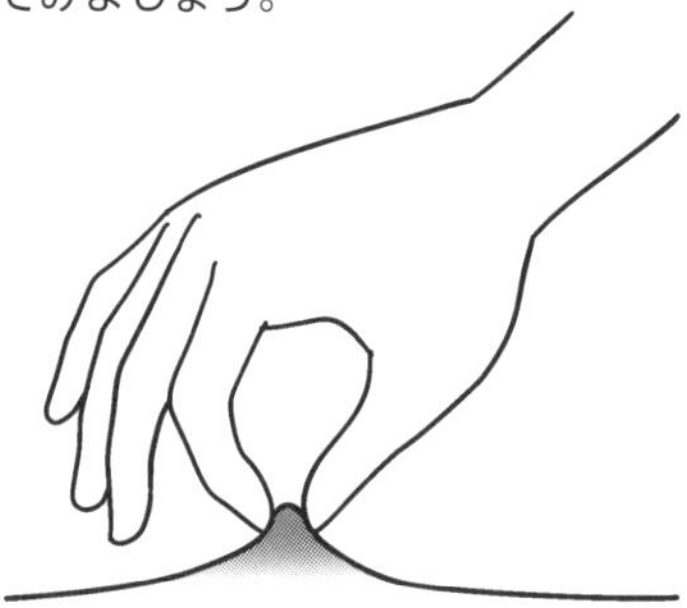

皮膚に硬い部分がないか
確かめてみましょう。

Q72 どうしてもステロイドを使わなければいけませんか？

軽症～中等症の患者さんでは、タクロリムス外用薬（Q41を参照）で治療を行うことができますが、タクロリムス外用薬が適用でない2歳未満のお子さんや、ベリーストロングランク（Q57を参照）以上の強さの薬が必要な重症・最重症の患者さんでは、ステロイド外用薬は欠かせないと考えます。皮膚の炎症を鎮め、かゆみを抑えるステロイド外用薬は、とても優れた薬であり、正しく使えば重い副作用は起きません。

しかし、一部の報道や偏った治療法の宣伝などによって、「使い始めたら一生やめられない」「やめたらリバウンドでもっとひどくなる」などといった、いわゆる「ステロイド恐怖症」の人がまだまだ後を絶ちません。

ステロイド外用薬が初めて用いられたのは、1952年のことです。すでに**70年近い歴史があり、いまだに第一線の治療薬なのです。この間、効果と副作用については十分に研究結果が蓄積されており、むしろ安全に使える薬の一つであるといえます。**

アトピー性皮膚炎の治療の柱の一つであるステロイド外用薬に対しては、正しい知識を持って、治療に取り組んでほしいと思います。

（中原剛士）

Q73 「プロアクティブ療法」とはどんな治療法ですか？

いったん、ステロイド外用薬などで皮膚症状を十分抑えた（寛解《かんかい》）後、症状が再燃したときに、その都度ステロイド外用薬やタクロリムス軟膏《なんこう》で治療する「リアクティブ治療」に対して、寛解した後に、症状が治まっていて、再燃する前から予防的に外用薬を使用する治療法を「プロアクティブ療法」といいます。

アトピー性皮膚炎では、炎症が軽快して一見正常に見える皮膚も、皮膚の細胞に炎症を起こす物質が残っていたり、外的、内的要因により再び炎症を引き起こしやすい状態であることが多いのです。

このような「潜在的な炎症」が残っている期間は、ステロイド外用薬やタクロリムス軟膏などの炎症外用薬によるプロアクティブ療法を行うことによって、炎症の再燃を予防できることが多いといえます。

プロアクティブ療法は、**それまで炎症があったすべての部位に塗布するのが鉄則**です。塗る薬の量を減らし（通常塗布する量の半分から3分の1程度が目安）、塗る間隔を、最初は1日置き、週2回、週1回と徐々に広げていきます。

症状のない部位にステロイド外用薬を塗ることに抵抗感があるかもしれませんが、

リアクティブ療法とプロアクティブ療法

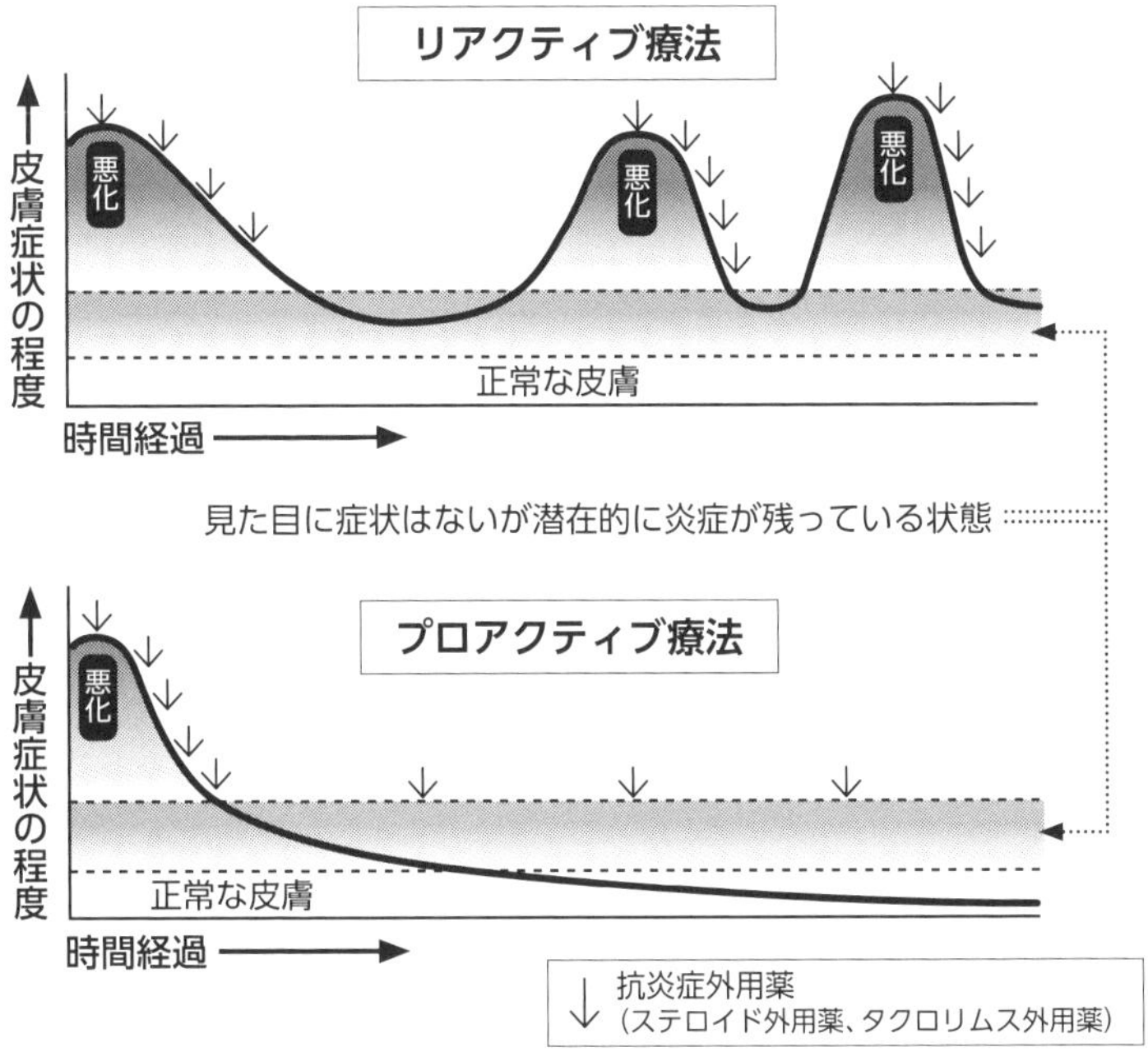

※『アトピー性皮膚炎診療ガイドライン』より改変

上図のように、再燃を何度もくり返すより、少ない量のステロイド外用薬の塗布により症状をコントロールできたほうが、結果的に塗布量が少なく抑えられます。

ただし、プロアクティブ療法では、開始するタイミングが大切で、かゆみや赤みがなく、皮膚をつまんだときに硬い部分がない状態まで寛解していること、また、塗布する範囲、期間、終了時期が重要で、医師の管理のもとで行います。

（中原剛士）

Q 74 ステロイド治療で寛解した後は何に注意すればいいですか？

ステロイド治療で寛解《かんかい》した後、再発させないためには、「皮膚を乾燥から守って、バリア機能を低下させない」ことがとても大切です。

アトピー性皮膚炎というと、特定の物質がアレルゲンとなって発症すると思われがちですが、実際は皮膚のバリア機能の低下が発症の根本にあり、アレルゲンとの関係は必ずしもはっきりしないことが多いのです。むしろ、「日光（日焼け）」「汗」「ホコリ」「髪の毛」「衣類」「寝具」「石けん・シャンプー・コンディショナー」「香水・化粧品」「食べこぼしの汚れ」など、日常生活のささいな皮膚への刺激のほうが大きく影響しているといえます。また、「季節」「環境」「生活スタイル」「食生活」などの物質以外の変化がきっかけとなることも少なくありません。アレルゲンとなる物質を除去することだけにとらわれることなく、栄養バランスのいい食事、十分な睡眠、ストレスをためないことを心がけ、毎日の保湿外用薬を使ったスキンケアをしっかり行うとともに、皮膚への刺激をできるだけさけるようにしましょう。

（中原剛士）

第6章

かゆみについての疑問26

Q75 そもそもなぜかゆみが起こるのですか？

かゆみの生理的役割は明確には解明されていませんが、掻破《そうは》行動（かくこと）を誘発させることによって、皮膚に付着した外敵や皮膚の炎症などの情報を生体に知らせる「防御機構」と考えられています。要するに、かゆみは「皮膚の異常を取り除いてほしい」と知らせてくれるシグナルといえます。

かゆみには、「末梢性《まつしょうせい》のかゆみ」と「中枢性のかゆみ」があります。

●末梢性のかゆみ……この部分がかゆい、と特定できるかゆみです。なんらかの刺激を受けることで、皮膚に存在するマスト細胞（肥満細胞）と呼ばれる細胞に、IgE抗体（アレルギー反応を引き起こす「免疫グロブロンE」というたんぱく質）、サイトカイン（免疫や炎症に関与するたんぱく質）、神経ペプチド（興奮の伝達、抑制に作用する脳内物質）などの物質が作用して、かゆみの原因となるヒスタミンが放出されます。かゆみや痛みを感知する知覚神経にヒスタミンが作用して、その刺激が脳に伝えられて、「かゆい」と感じるのです。

●中枢性のかゆみ……体全体がむずがゆく、どこがかゆいのか特定できないかゆみで

かゆみの種類と発症メカニズム

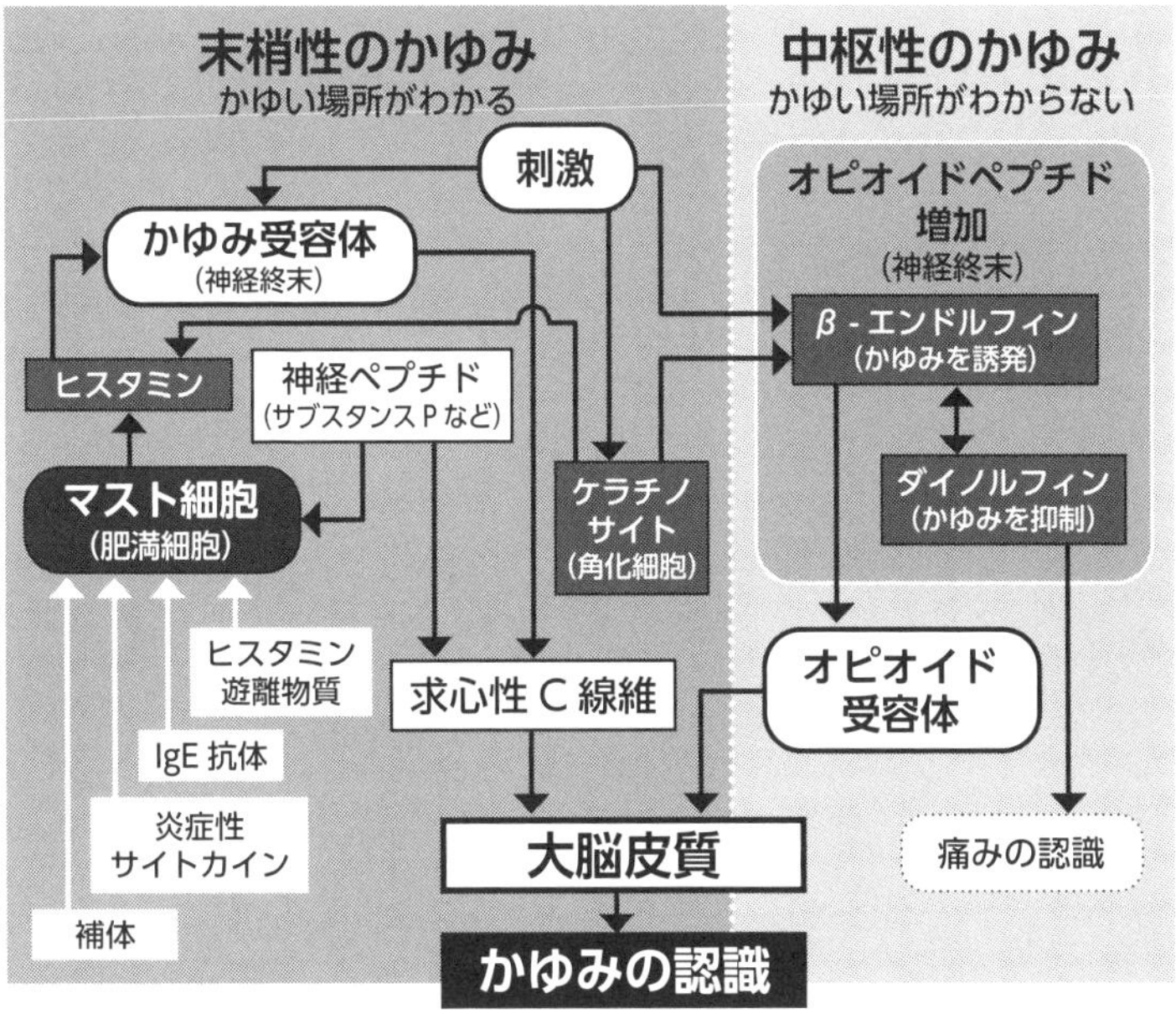

す。かゆいと感じる部位には、炎症や発疹《はっしん》などの皮膚症状が生じないのが特徴で、オピオイドペプチドという神経ペプチドが関係しています。オピオイドペプチドの「β《ベータ》-エンドルフィン」が体内で優位になるとかゆみを誘発し、「ダイノルフィン」が優位になるとかゆみを抑えて痛みを誘発するという関係性にあります。また、β-エンドルフィンは、脳内の神経組織だけでなく、表皮にあるケラチノサイト（角化細胞）も生成しており、末梢性のかゆみにも関係していることがわかっています。

（小林美咲）

Q76 なぜ人はかゆくなるとかきたくなるのですか？

「かゆみ（掻痒《そうよう》）」とは、「かきたくなる衝動を起こす不快な感覚」と定義されています。なぜ、人はかゆくなると引っかきたくなる（掻破行動《そうは》）のでしょうか。

私たちの体には、もともと生命を脅かす伝染病を媒介する、昆虫、ノミ、寄生虫や毒、病原体などからの攻撃（侵入物）を、「かゆみ」として認知し、掻破行動を誘起することによって、**侵入物を排除する「生体防御反応」**が備わっています。

要するに、掻破行動は、「自己の体を守るため」の本能であると考えることができるのです。かゆくないところをかくと痛みとして感じるのに、かゆいところをかくと不思議と「気持ちがいい」と感じるのは、誰でも経験していると思います。かゆいところをかくことで、快感ホルモンとも呼ばれる「ドーパミン」が分泌《ぶんぴつ》されることがわかっており、これは、掻破行動に対する「成功報酬」ととらえることができます。

しかし、過剰な掻破行動は、皮膚を傷つけ、バリア機能が壊れることで刺激に敏感になり、かゆみが悪化するだけでなく、さまざまな感染リスクを高めます。かゆみで苦しむ人にとって、掻破行動による快感は深刻な問題といえます。

（小林美咲）

Q77 かけばかくほど炎症が悪化するのはなぜですか？

かゆみの悪循環「イッチ・スクラッチ・サイクル」

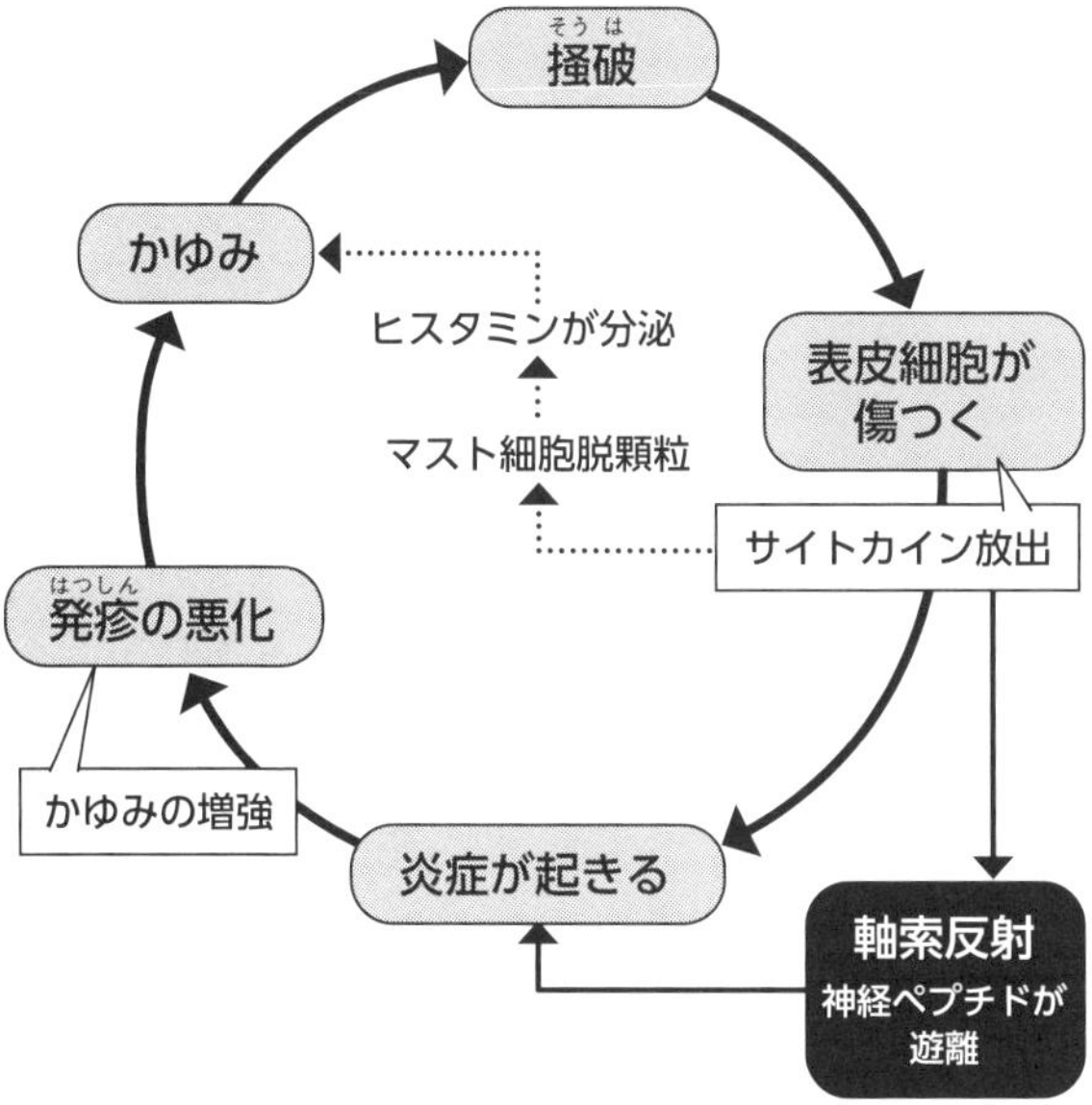

皮膚をかくと、少なくとも三つの変化が起こります。まず、バリア機能が損傷すること。血が出るほどかいた場合は、角層だけでなく、表皮全体が損傷を受けます。次に、表皮細胞は損傷すると「サイトカイン」という物質を放出して炎症を促すと同時に、マスト細胞へ作用して、かゆみのもととなるヒスタミンを分泌《ぶんぴつ》させます。サイトカインは、細菌やウイルスの侵入を免疫細胞に伝え、撃退して体を守る重要な働きをする物質で

す。さらに、最初に刺激が伝わった知覚神経だけでなく、その神経から枝分かれしている神経へも刺激が伝わっていく「軸索《じくさく》反射」が起こり、かゆい範囲が広がっていきます。刺激が伝わった神経終末からは、「神経ペプチド」が遊離され、さらに炎症が起こります。**このかゆみの悪循環を「イッチ・スクラッチ・サイクル」といいます。**

かくことで誘発される炎症は、体の細胞や組織が損傷を受けたときに、それを取り除いて再生しようとする「生体防御反応」の一つです。抗生物質も、抗菌剤もなかった時代には、炎症が自己防衛の役割を担っていましたが、現代ではむしろ不利益のほうが多いといえます。**かゆみの悪循環を断ち切るためには、「かかないこと」が一番です。**

（小林美咲）

かくことによる皮膚の変化

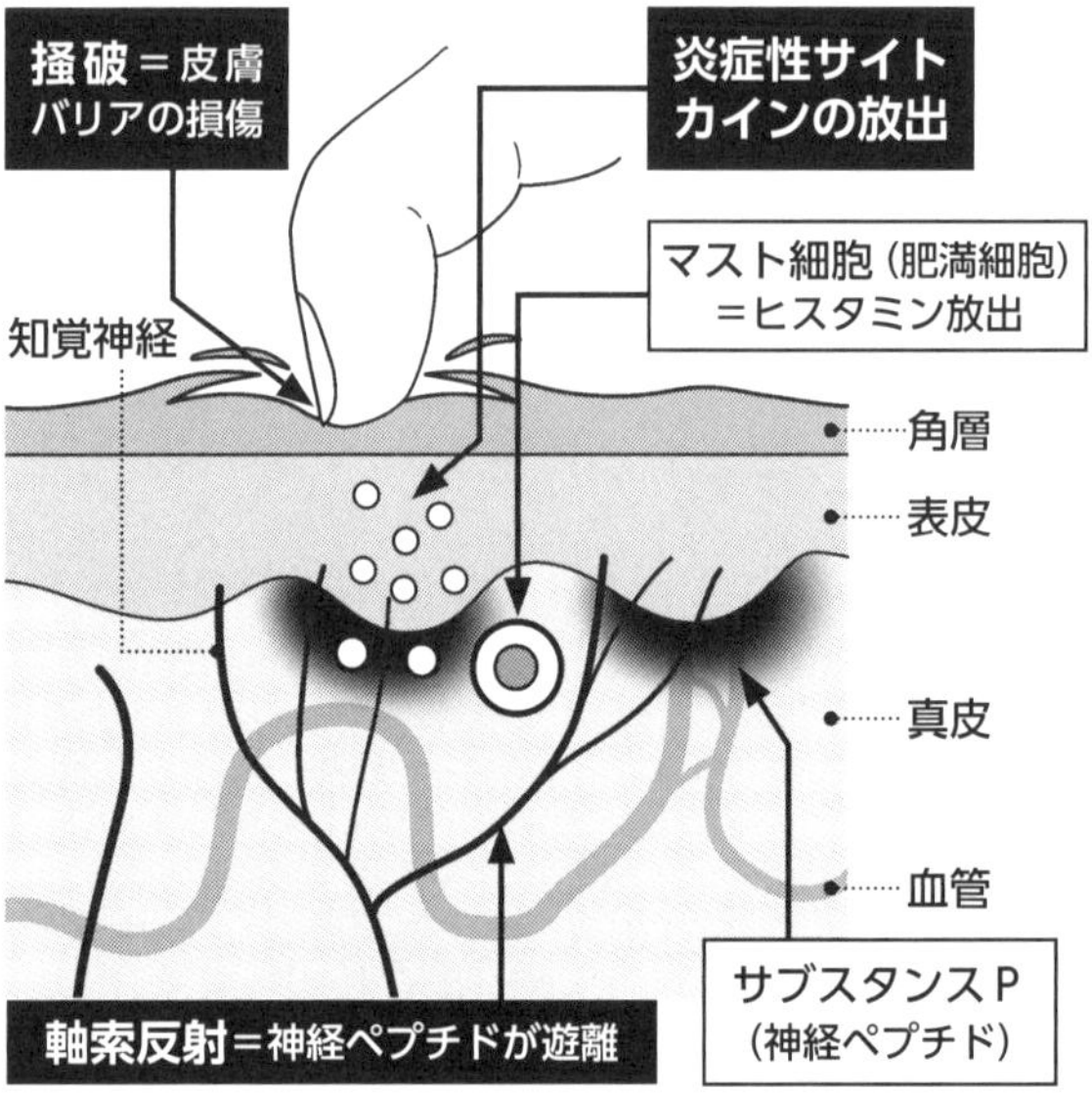

Q78 男性と女性でかゆみの感じ方に違いはありますか？

かゆいところを爪《つめ》でぎゅっと痛くなるまで押すと、一時的にかゆみがなくなることがあります。これは、かゆみよりも痛みの感覚のほうが優先して脳に伝えられる（Q80を参照）ため、痛みを感じるとかゆみを忘れてしまう、という原理です。

これは全くの私見ですが、痛みの感覚に対しては、男性よりも女性のほうがより耐性があるのではないかと考えています。男性が経験しない、妊娠、出産という大きな仕事を経験する可能性のある女性は、強い痛みにも耐えていけるように体や神経が作られているのではないでしょうか。痛みに強いということは、痛みを感じにくいということにもなり、痛みを感じにくければ、かゆみを抑えにくいと考えられます。

実際にヒスタミンを男性と女性の皮膚に投与して、機能的ＭＲＩによって脳活動を調べた研究では、男性よりも女性のほうがヒスタミンによるかゆみを強く感じたという報告もあります。こうしたことから、かゆみをより強く感じるのは女性というのが私の考えです。

（髙森建二）

Q79 「アロネーシス」(痒覚過敏) とはなんですか?

「アロネーシス」とは、通常ではかゆみを起こさないようなささいな刺激でも皮膚がかゆみを覚えてしまうという状態で、別名「痒覚過敏《ようかく》」ともいいます。つまり「かゆみに敏感」ということです。

例えば、髪の毛が一本ふれただけ、あるいは綿棒の先の繊維がほんのわずか肌に当たっただけでも、かゆみを感じてしまいます。また、汗をかいたり、体がぬくもったりしただけでも、その変化にかゆみが生じてしまいます。あらゆる知覚がかゆみに集中してしまう現象がアロネーシスなのです。

こうした現象は、アトピー性皮膚炎の患者さんや乾燥肌の人に多く見られ、「イッチ・スクラッチ・サイクル」(かゆみを感じてかくとよけいにかゆみを感じ、さらにかき壊して……というように症状がしだいに悪化していく循環、Q77を参照)の一因と考えられています。そのため、今後、アロネーシスの研究が進めば、アトピー性皮膚炎をはじめ、敏感肌で悩んでいる人の治療法や予防法の開発につながるのではないかと期待されています。

(髙森建二)

Q80 蚊に刺されたときに爪でバッテンの印をつけるとかゆみが治まるのはなぜですか？

「痒覚《ようかく》（かゆみ）」は、人間に備わった皮膚感覚の一つです。人間は、同時にいろいろな刺激を受けると、それらの感覚の中で優先順位（次ページの図を参照）をつけ、その上位にあるものだけ情報処理をするという働きをします。

蚊に刺されたときに、皮膚に爪《つめ》を強く押し当て、バッテンの印をつけると、かゆみが治まったように感じられるのは、痒覚よりも「痛覚」のほうが、体性感覚の上位に位置づけられているためです。同様に、かゆみのある部位に、熱いシャワーをかけると「気持ちがいい」と感じるのも、熱いと感じる「温度覚」が痒覚より優先されたため。温度覚は、身を守るため（ヤケドや凍傷＝痛みにつながる）に、かゆみより優先されるというわけです。要するに、かゆみは痛みを与えることで、一時的に忘れられる感覚といえます。しかし、かゆみが治まったように感じるのは一時的なことで、多くは患部を刺激したために、かえってかゆみを増強させてしまいます。さらに、皮膚を傷つけてしまう危険もあるため、やってはいけない行為です。

体性感覚（深部感覚、皮膚感覚）の優先順位

関節位置感覚（運動感覚）	⇒手足の関節がどのような位置にあるか感じ取る感覚	深部感覚
↑		
触覚	⇒何かがふれている感覚	皮膚感覚
↑		
振動覚	⇒振動を感じ取る感覚	深部感覚
↑		
痛覚	⇒痛みを感じ取る感覚	皮膚感覚
↑		
温度覚	⇒温度（熱い、冷たい）を感じ取る感覚	皮膚感覚
↑		
痒覚（かゆみ）	⇒かゆみを感じ取る感覚	皮膚感覚

かつては「弱い痛み＝かゆみ」と考えられ、痛みを伝える神経経路に流れる信号が弱いとかゆいと感じるというのが通説でした。ところが、痛みは内臓でも起こりますが、かゆみは内臓には生じることはなく、「胃が痛い」と感じても「胃がかゆい」と感じることはありません。このことから、痛みとかゆみを脳に伝える神経は別々なのではないか、という説が提唱され、研究が進められました。そして近年、かゆみを伝える「C線維」（細く伝導速度の遅い神経線維）があることがわかり、痛みとかゆみは違った皮膚感覚であることが解明されたのです。さらに、最近の研究では、伝導速度の速い「A線維」の一部もかゆみの伝達にかかわることが明らかにされています。今後、さらなる研究が進めば、かゆみを完全に制御できるようになるかもしれません。

（小林美咲）

Q81 60歳を過ぎてからカサカサ肌とかゆみに悩んでいます。治りますか？

体と外界との境界にある皮膚には、細菌やウイルスなどの病原体や、紫外線、化学物質、気温変化など外部からの異物の侵入や刺激を防ぐ「バリア機能」が備わっています。バリア機能には、外部からの刺激を防ぐと同時に、内部の水分を守るという重要な役割があります。このバリア機能を担っている表皮の一番外側の「角層（角質層）」は、三つの保湿要素（Q82を参照）によって肌の水分を常に20～30％に保っているのですが、**バリア機能は加齢によって徐々に低下します。**すると、**皮脂や水分が減少し、保水力が低下して乾燥肌となり、**さらに皮膚が乾燥すると「乾皮症」になります。

乾皮症は、高齢者の95％に認められ、そのうちの約半数がかゆみを伴うといわれています。乾皮症を放置しておくと、わずかな刺激にも過敏に反応するようになり、「皮膚掻痒症《そうよう》」「皮脂欠乏性湿疹《しつしん》」「貨幣状湿疹」などを招くこともありますが、専門医の指導のもと、保湿のスキンケアをしっかり行えば、症状は必ず軽減します。「加齢によるものだからしかたない」などとあきらめず、寛解《かんかい》をめざしましょう。（小林美咲）

Q 82 「老人性乾皮症」と診断されました。どんな病気ですか？

加齢による皮膚のバリア機能の低下などによって引き起こされる、肌の乾燥した状態を「老人性乾皮症」といいます。多くの場合かゆみを伴い、皮膚の表面がザラザラとして浅いひび割れが無数に生じます。症状が進むと、表皮が粉を吹いたような状態となり、ふれるとポロポロとはがれ落ちます。これは、乾燥によって表皮の角質が著しく厚くなり、多数の角質細胞が一塊となって白色片を形成したものです。

表皮は、外側から「角層（角質層）」「顆粒層《かりゅう》」「有棘層《ゆうきょく》」「基底層」の四つの層で構成されており、基底層では絶えずケラチノサイトという角化細胞が増殖（細胞分裂）して徐々に押し上げられ、有棘層、顆粒層、角層へと変化して、最後は垢《あか》となってはがれ落ちます（この皮膚の新陳代謝を「ターンオーバー」といいます）。

バリア機能を有している最表面にある角層は、15層ほどの角質細胞からなる10～20ミクロン（1ミクロンは1000分の1ミリ）の薄い膜で、次の三つの保湿要素を備えています。

●角質細胞同士をつなぐ「角質細胞間脂質」……主成分のセラミド、コレステロール、

表皮のターンオーバー

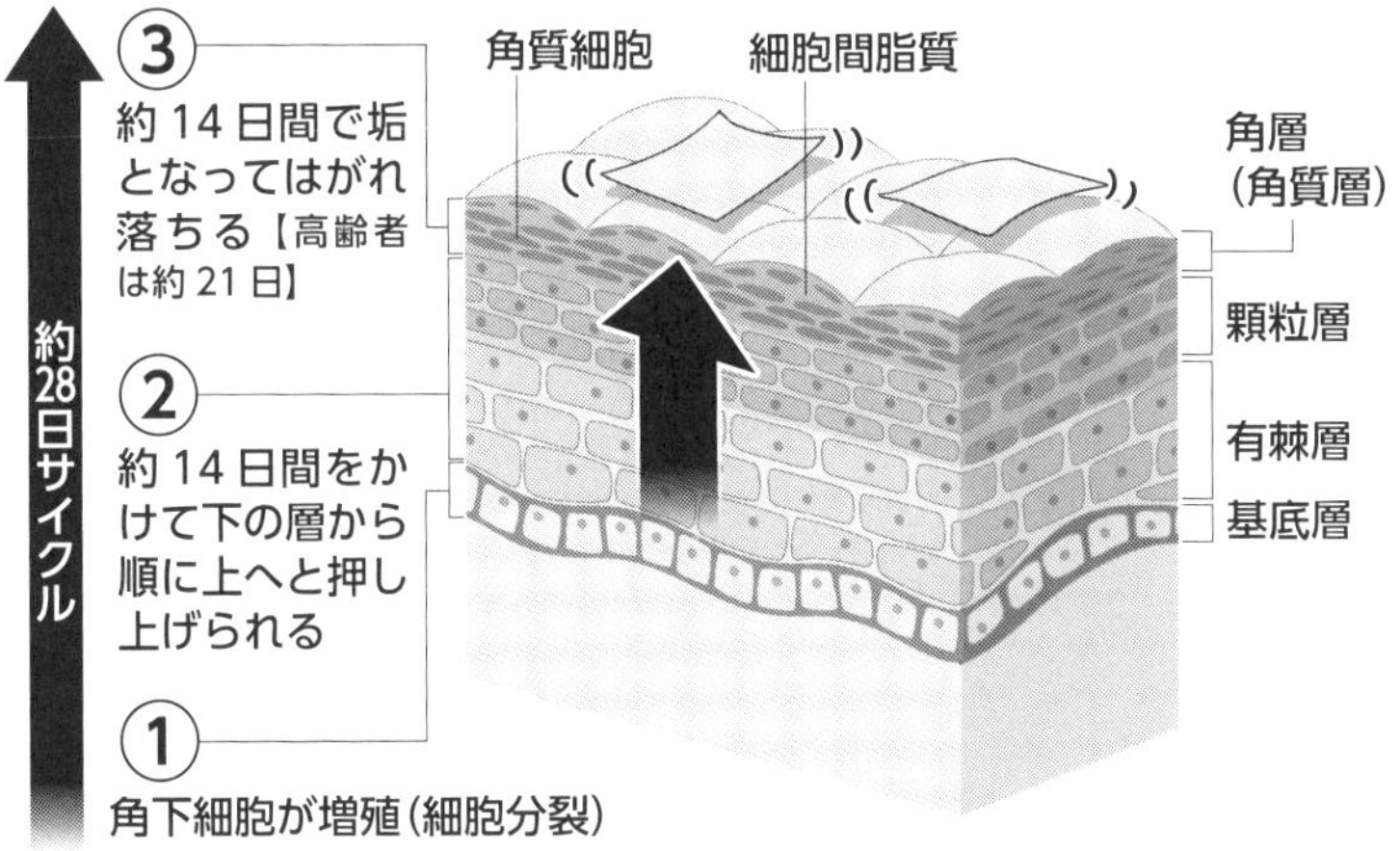
約28日サイクル
③
約14日間で垢となってはがれ落ちる【高齢者は約21日】
②
約14日間をかけて下の層から順に上へと押し上げられる
①
角下細胞が増殖（細胞分裂）
角質細胞
細胞間脂質
角層（角質層）
顆粒層
有棘層
基底層

遊離脂肪酸などがラメラ構造（水分層と脂質層が交互に重なる層）を形成し、異物の侵入と水分の蒸散を防いでいます。

●角質細胞内にある「天然保湿因子」（NMF）……皮膚の潤いのもとになるアミノ酸が主成分で、水分をつかまえて離さないという性質があります。

●角層表面を覆う「皮脂膜」……汗と皮脂が混ざり合って天然のクリームとなり、表面を覆って水分の蒸散を防ぎます。弱酸性なので殺菌作用も備わっています。

加齢によって、この三つの保湿要素の働きが低下すると、表皮が乾燥して萎縮《いしゅく》します。さらに、高齢者はターンオーバーが若年層に比べて1.5倍も遅くなるため、古くなった角質細胞が蓄積して厚くなるのです。（小林美咲）

Q 83
湿布を貼るとかぶれてかゆくなります。どうしたらいいですか？

湿布薬に含まれる炎症や痛みを抑える消炎鎮痛成分「ロキソプロフェン」などが刺激となって、**「接触性皮膚炎」**を引き起こすことがあります。湿布を貼《は》った部分が赤くなったり、かゆみや湿疹《しっしん》ができたりするなど、いわゆる「かぶれ」と呼ばれるものです。湿布を貼ってかぶれたら、ただちに使用を中止してください。かきむしるとさらに刺激を与えてしまい、かゆみが広がる原因になります。貼って一度かぶれたら、同じタイプの湿布薬は使わないこと。鎮痛成分が異なれば炎症が起きないこともあるので、かぶれた湿布薬を持参して医師に相談してみてください。また、**「蒸れ」**も原因の一つです。**長時間貼りつづけることはさけ**、汗をかいたら貼り替えるようにしましょう。

さらに、「ケトプロフェン」などを主成分とする湿布薬で、**「薬剤性光線過敏症」を発症する**ことがあります。はがした後に日光を浴びると、紫外線に反応してアレルギー反応が起き、その部分だけが赤くはれ、強い皮膚炎を起こします。湿布を貼った後は、長袖の服で肌を守るなど、紫外線の影響を受けないようにしてください。

（小林美咲）

Q84 汗をかくとかゆくなるのはなぜですか？

汗による皮膚疾患「あせも」

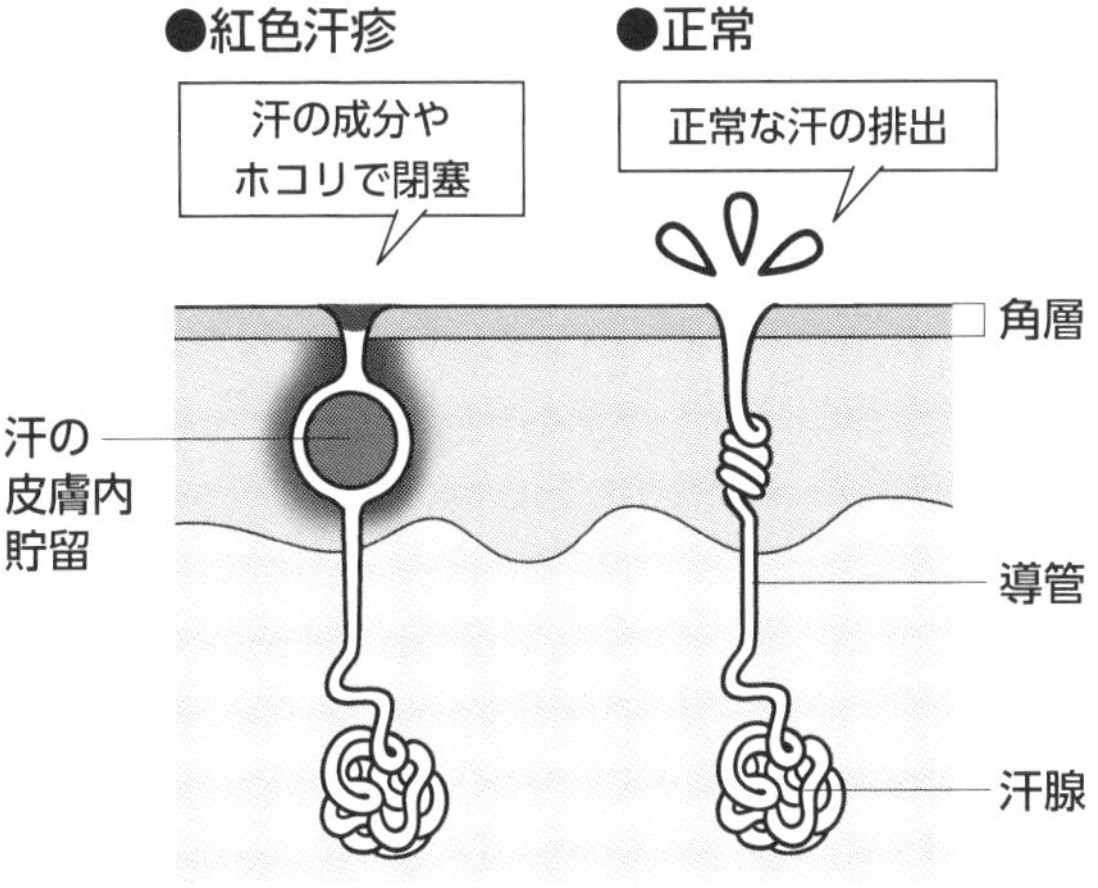

大量に汗をかいた後、かゆみを伴う小さな赤い丘疹《きゅうしん》が、急速に多数現れることがあります。「あせも」と呼ばれる「汗疹《かんしん》」です。汗疹は大量の発汗により、汗を分泌《ぶんぴつ》する汗腺《かんせん》の出口がつまって、皮膚の中に汗がたまることで炎症を起こす皮膚炎の一つです。患部を清潔に保ち、涼しい環境で過ごすことで自然に治りますが、かき壊すと細菌に感染するリスクが高まるので注意が必要です。

また、運動や入浴などで発汗した直後に、強いかゆみやチクチクとした痛みを伴う赤くふくらんだ細かい膨疹《ぼうしん》が現れ、数分から2時間以内で消えるという「コリン性じんまし

乾燥肌はC線維が伸びて刺激に敏感になる

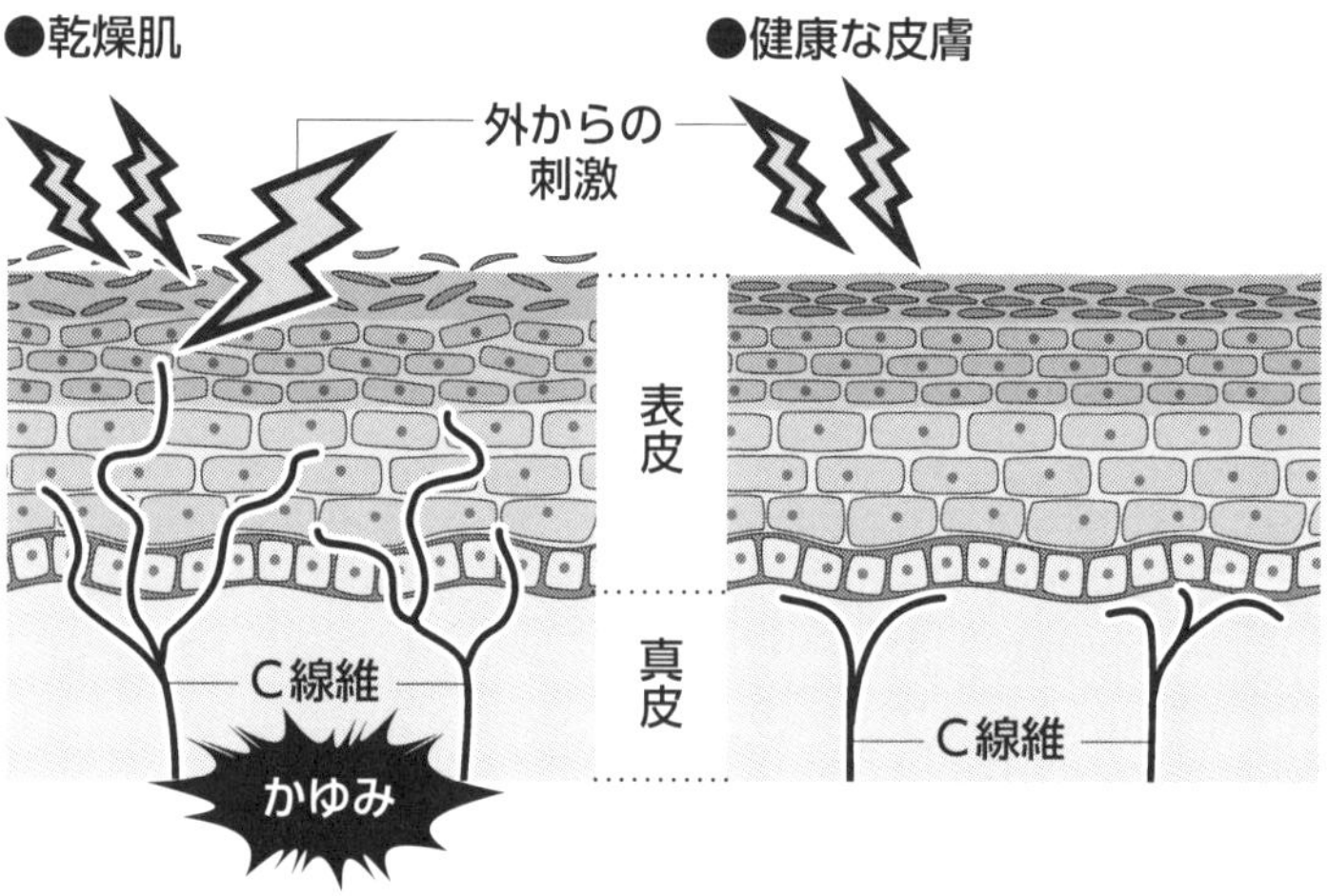

ん」という症状があります。「汗アレルギー」とも呼ばれ、発汗をつかさどる「アセチルコリチン」という神経伝達物質が関与して起こります。軽度の場合は、特に治療しなくても自然に治りますが、くり返し症状が現れたり、痛みが強い場合は、皮膚科を受診しましょう。

汗には、少量ながら「アンモニア」「塩分」が含まれています。これらの成分はふだんならなんの問題もありませんが、バリア機能の低下している人は、通常なら皮膚の表皮と真皮の境界線にとどまっているはずのC線維（かゆみを脳に伝える神経線維）が、角層のすぐ下まで伸びているため、汗やホコリなどのちょっとした刺激によってかゆみが生じてしまうのです。汗をかいたらこまめに拭き取り、肌を清潔に保ちましょう。

（小林美咲）

Q 85 虫刺されをかきむしったらまわりにたくさん湿疹ができてかゆいです。治りますか？

虫刺されをかきむしった後、ジュクジュクとした強い炎症が起こり、数日後にそのまわりから全身にかけて細かい湿疹《しっしん》ができた場合は、「自家感作性皮膚炎」が疑われます。原因は、虫刺されや接触性皮膚炎（かぶれ）などで炎症を起こした部位（原発巣）をかきむしることで症状が悪化し、「リンパ球が活性化（免疫反応）」「細菌感染を併発」「皮膚たんぱくが変化してアレルギー反応を起こす」ことで、ほかの離れた部位にも皮膚炎を生じさせる（散布疹）と考えられています。

自家感作性皮膚炎では、夜も眠れないほどの激しいかゆみに襲われ、発熱や倦怠《けんたい》感、食欲不振などの全身症状を伴うことがあり、さらには、散布疹が生じることで治りにくく、完治するまでに長期間要することもある見過ごせない皮膚疾患《しっかん》です。

強い皮膚炎が現れたら、早めに皮膚科を受診してください。原発巣に対して適切な治療を行えば、自家感作性皮膚炎は完治します。また、原発巣を早期治療すれば、自家感作性皮膚炎は未然に防げる疾患です。何よりもかきむしらないことが大切です。

湿疹の三角（湿疹が進行する過程）

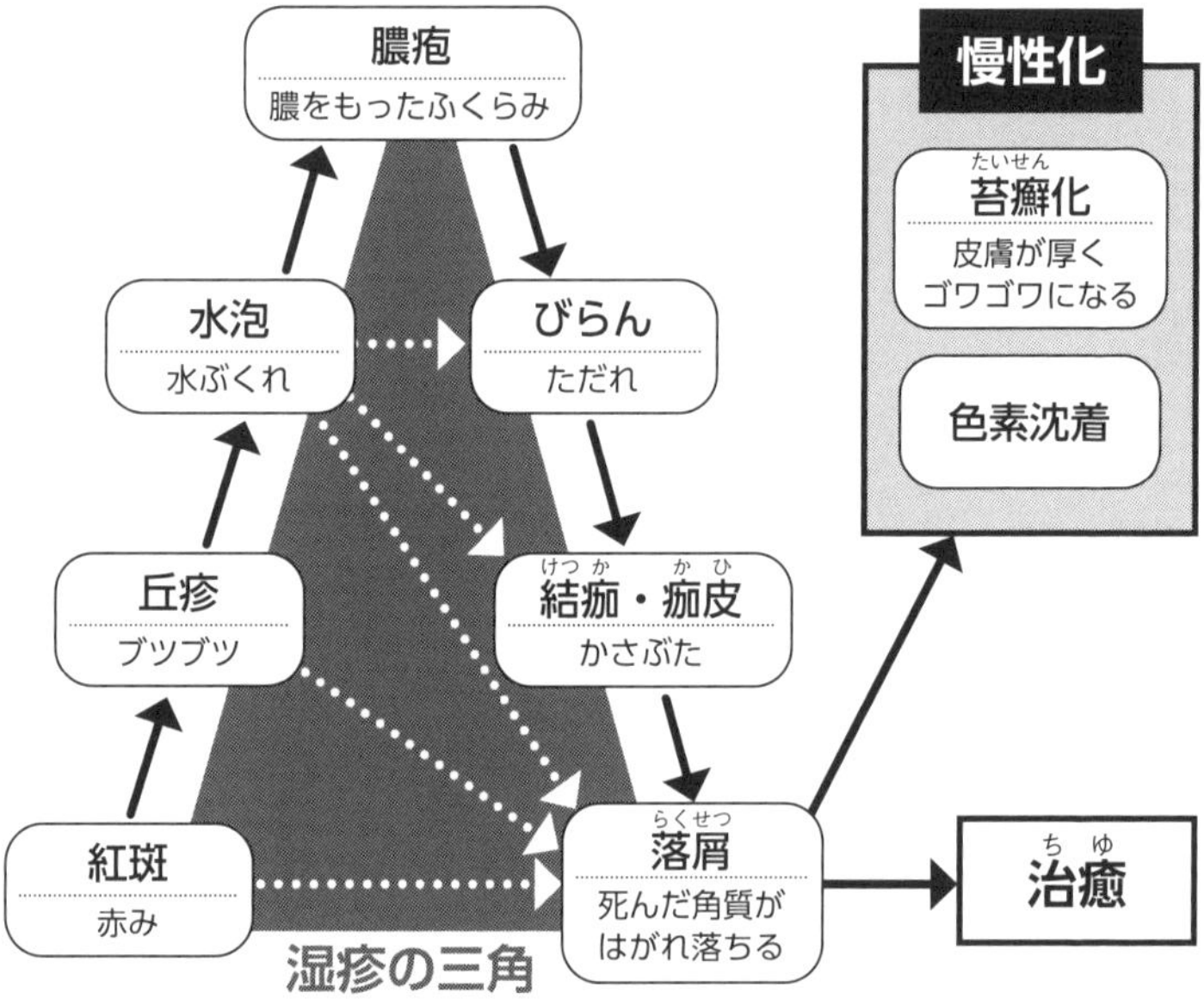

皮膚が、心臓、胃腸などの臓器と大きく異なるのは、自分自身の目で見て病変がわかることです。湿疹は、皮膚表面に初めて現れる病変を「発疹《はっしん》（皮疹《ひしん》）」と呼び、色調が変化する「斑《はん》」、隆起がある「丘疹《きゅうしん》」、水分を含む「水疱《すいほう》」、膿《うみ》を含む「膿疱《のうほう》」といった多様な症状が現れます。湿疹が進行する過程を表した「湿疹の三角」（上の図）を見てください。遠回りすればするほど慢性化しやすくなり、炎症のあと（色素沈着）が残りやすくなります。たかが湿疹とあなどらず、早期の対策を心がけてください。（小林美咲）

Q 86 下着のゴムやベルトの当たる部分が赤く盛り上がり、かゆくなります。なぜですか？

皮膚への特定の刺激ないし負荷によって起こる「刺激誘発型のじんましん」だと思われます。きつい下着をつける、ウエストのベルトをきつく締める、腕時計のバンドをきつく締めるなど、「皮膚に圧力をかける」ことが刺激となって誘発され、しばらく押さえつけられていた部分にだけ現れるじんましん（「遅延性圧じんましん」）です。締めつけをゆるめれば、発疹《はっしん》は数時間から2日程度で消失します。きつすぎない下着にする、体の一部をベルトなどで締めすぎないことで予防できます。

また、衣服などで肌がこすれたり、肌を引っかいたりするなど、「皮膚表面を機械的にこすること、かくこと」が刺激となって誘発され、こすった部分、かいた部分に現れるじんましん（「機械性じんましん」）があります。基本的に、発疹は数分〜2時間以内に消失します。衣服が肌にこすれないように、なるべく体にフィットした衣服を着る、ウエストのベルトが直接肌にふれないように下着を着る、ワイシャツやサマーセーターなどをじかに着ない、そして、肌をかかないことで予防できます。（清益功浩）

Q87 皮膚はなんともないのにかゆくてしかたありません。原因はなんですか？

湿疹《しっしん》のような目に見える明らかな異常がないにもかかわらず、全身に湧《わ》き上がるような強いかゆみを覚えるという患者さんがいます。そのような場合に、原因の一つとして疑われるのが、何らかの内臓疾患《しっかん》の可能性です。

かゆみと内臓疾患は、一見、なんの関係もないように思われます。しかし、**実は近年になって、さまざまな内臓疾患が原因でかゆみの症状が起こっていることが判明してきているのです。**

かゆみを伴う疾患としては、例えば、がん（肝臓がん、膵《すい》臓がん、胃がん、肺がん、乳がん、大腸がんなど）や肝硬変の一種（原発性胆汁性肝硬変）、慢性腎《じん》不全、糖尿病、甲状腺《こうじょうせん》機能低下症、鉄欠乏性貧血などがあげられます。

また、大腸の粘膜（最も内側の層）にびらんや潰瘍《かいよう》ができる大腸の炎症性疾患「潰《かい》瘍《よう》性大腸炎」もかゆみの原因となります。

潰瘍性大腸炎は、自己免疫疾患と考えられる難病ですが、潰瘍性大腸炎とかゆみと

かゆみを伴う主な内臓疾患

がん （肝臓がん、膵《すい》臓がん、胃がん、肺がん、乳がん、大腸がんなど）
肝硬変の一種 （原発性胆汁性肝硬変）
慢性腎《じん》不全
糖尿病
甲状腺機能低下症
鉄欠乏性貧血
潰瘍《かいよう》性大腸炎

など

の関係について世界で初めて着目したのが、私がセンター長を務める順天堂かゆみ研究センターです。潰瘍性大腸炎の患者さんの中に、かゆみを訴える人が多くいることに気づき、研究を始めました。

このように、かゆみの症状が現れる背後には、重大な内臓疾患が隠れている可能性があるのです。

かゆみは体の異常を知らせるサインでもあります。ただのかゆみだからといって軽視し、そのうち自然に治るだろうと放置している間に、病気が進行してしまうことも考えられます。そうならないためにも、かゆみの症状を自覚したら、なるべく早めに医療機関で診断を受けることを推奨します。

（髙森建二）

Q88 頭皮のかゆみに悩んでいます。原因はなんですか？

頭皮のかゆみの原因として考えられるのは、皮膚病および乾燥肌です。

頭皮に赤い炎症やブツブツなどが見られる場合は、皮膚病の疑いが高いので、皮膚科に診《み》てもらいましょう。特に皮膚病の症状が見られないのにかゆみが治らない場合は、頭皮の皮脂が失われ、乾燥が進行することで、皮膚のバリア機能が低下している可能性があります。皮膚の表皮の内側にある真皮にとどまっていたかゆみの神経線維（C線維、130ページの図を参照）が表皮まで侵入し、外界からの刺激に敏感になることで、かゆみが起こりやすくなるのです。

頭皮のバリア機能を低下させる原因としては、シャンプーのしすぎが考えられます。また、頭皮をかきすぎるのもよくありません。さらにストレスや寝不足も皮膚の健康状態に悪影響を与えるので、注意が必要です。

頭皮がかゆいときは、まずは保湿剤などでスキンケアを続けてみて、それでも改善されない場合は皮膚科を受診しましょう。


（高森建二）

Q 89
「脂漏性皮膚炎」と診断されました。どんな病気ですか？

「脂漏《しろう》性皮膚炎（脂漏性湿疹《しっしん》）」は、鼻の周辺や頭皮など皮脂の分泌《ぶんぴつ》が多い場所を中心に起こる皮膚炎で、人によっては首の周辺や胸、背中などにも広がることがあります。症状としては炎症を起こして地肌が赤くなり、かゆみを伴います。皮膚が荒れてかさつき、細かくはがれ落ちる状態になることも多く、また頭皮に症状が起こる場合はフケがたくさん出るという特徴があります。

脂漏性皮膚炎の原因として、従来はホルモンバランスの乱れ、ビタミンB群不足、洗顔や洗髪によるものなどが指摘されてきましたが、カビの一種（真菌）がより直接的な原因であることがわかってきました。マラセチアという皮膚の常在菌の一つで、ふだんは無害ですが、皮脂や汗などの分泌物が増えると、それらの成分をエサにして急激に増殖すると考えられています。そのためきちんと治療しないと、慢性化したり、再発したりしやすいので、早めに適切な対策を取ることが大切です。

脂漏性皮膚炎の治療には、一般にマラセチアの活性を抑える効果がある外用抗真菌薬が用いられます。また、症状の程度にもよりますが、抗生物質のほか、荒れた皮膚の回復のために尿素入りのローションやビタミンB、Cなども処方されます。

一方、頭皮の場合には、シャンプーにも気を配る必要があります。低刺激性のシャンプーのほか、抗真菌剤の入ったシャンプーもあるので、医師や薬剤師に相談してみましょう。

ただし、薬やシャンプーは、一般的には効果がありますが、体質や皮膚の状態は人によってさまざまなので、場合によっては合わないこともありえます。1～2ヵ月続けてみて、効果がないと感じた場合には、必ず医師に相談してください。

脂漏性皮膚炎に対する日常的な予防・改善策としては、次のような点に特に気をつけて生活しましょう。

- 脂っこい食事を減らす
- ビタミンB群とCを多くとる
- 洗顔・洗髪に気をつける
- 紫外線をさける
- 睡眠をしっかり取る

（髙森建二）

Q 90 腎臓病の透析治療で強烈なかゆみに襲われるのはなぜですか？

「腎《じん》臓病」とは、糸球体や尿細管が冒《おか》されることで腎臓の働きが悪くなる病気で、発症・進行状況によって大きく急性と慢性に分けられます。

慢性の腎臓病の場合、進行速度が遅く、自覚症状がほとんどないため、知らない間に病状を悪化させてしまいます。腎機能が著しく低下し、慢性腎不全、さらに末期腎不全まで症状が進むと、血液中にたまった老廃物を人工の膜で取り除き、血液をきれいにするための「血液透析《とうせき》」という治療が必要になります。

現在、血液透析を受けている患者さんの数は30万人以上と推定されており、そのうち９割の人が合併症による強烈なかゆみ（既存薬では効きにくい中枢性のかゆみ、Q75を参照）に苦しんでいます。

透析に伴うかゆみも肝臓の病気のかゆみと同じで、血中オピオイドのバランスのくずれが原因で起こっています。かゆみを起こすβ《ベータ》-エンドルフィン濃度がかゆみを抑制するダイノルフィンより高くなっているため、かゆみが生じるのです。（高森建二）

Q91 肝臓の病気が原因でかゆみが生じることはありますか？

肝臓の機能が低下すると皮膚や目が黄色くなる「黄疸《おうだん》」という状態が現れ、疲労感や脱力感とともに、局所的あるいは全身に強いかゆみが生じます。このような肝疾患《しっかん》に伴うかゆみは、あまり知られていませんが、慢性肝疾患の患者さんを対象にしたアンケート調査では、約40％の人がかゆみを自覚しているとの報告がされています。

そもそも、かゆみはヒスタミンという物質を原因とする末梢《まっしょう》性と、オピオイドという物質が関係する中枢性に分類され、肝臓の病気によるかゆみは中枢性に属します。オピオイドには、かゆみを引き起こすβ《ベータ》-エンドルフィンと、かゆみを抑えるダイノルフィンがあるのですが、体内でこの二つのバランスがくずれ、β-エンドルフィンが優位になることでかゆみが生じるのです。こうした中枢性のかゆみには、抗ヒスタミン薬やステロイド外用薬などが効かない場合が多いという特徴があります。

そんな中、2015年にオピオイドのバランスを整え、かゆみを抑制する薬剤である「レミッチ」（Q47を参照）の使用が承認されています。

（高森建二）

Q92 「じんましん」が出たり消えたりして困っています。原因はわかりますか？

じんましんは、食べ物、ダニ、ホコリ、花粉などのアレルギーを起こす物質の誘導による「アレルギー性じんましん」と、暑さ、寒さなど身のまわりの環境によって起こる「非アレルギー性じんましん」に大別できます。いずれも主な症状は、「赤くはれてかゆい」こと。原因がわかればそれを除くことで、じんましんはよくなります。

しかし、**じんましん発症の約70％は、原因が不明**なのです。

原因不明で自発的に出現し、じんましんの多くを占めているのが、「特発性のじんましん」です。発症してからの期間が6週間以内を「急性じんましん」、6週間以上経過したものを「慢性じんましん」と呼んでいます。多くは、突発性で何もしなくても1**～2時間ぐらいで徐々に発疹《はっしん》が治まり、24時間以内にあとを残さず自然に消えます。**

ただし、かゆみや発疹が長く続く、あるいはセキや腹痛、嘔吐《おうと》などの症状がある場合、くり返し症状が現れる場合は、皮膚科を受診してください。

特発性のじんましんのほか、特定の刺激ないし負荷によって起こる「刺激誘発型の

じんましんの主な病型

I. 特発性のじんましん	1.急性じんましん（発症後6週間以内）
	2.慢性じんましん（発症後6週間以上）
II. 刺激誘発型のじんましん（特定刺激ないし負荷により皮疹を誘発することができるじんましん）	1.アレルギー性のじんましん
	2.食物依存性運動誘発アナフィラキシー
	3.非アレルギー性のじんましん
	4.アスピリンじんましん（不耐症によるじんましん）
	5.物理性じんましん（機械性じんましん、寒冷じんましん、日光じんましん、温熱じんましん、遅延性圧じんましん、水じんましん）
	6.コリン性じんましん
	7.接触じんましん
III. 血管性浮腫	1.特発性の血管性浮腫
	2.刺激誘発型の血管性浮腫（振動血管性浮腫）
	3.ブラジキニン起因性の血管性浮腫
	4.遺伝性血管性浮腫
IV. じんましん関連疾患	1.じんましん様血管炎
	2.色素性じんましん
	3.シュニッツラー症候群およびクリオピリン関連周期熱症候群

※『蕁麻疹診療ガイドライン』より改変

じんましん」（Q86、94を参照）、赤みがなく皮膚の盛り上がりが少ない「**血管性浮腫《ふしゅ》**」（Q93を参照）があり、別の病気が原因の場合もあります（「**じんましん関連疾患《しっかん》**」）。

じんましんは、原因が不明なことが多いとはいえ、「食物」「薬品」「気温の変化」「摩擦や締めつけ」「ストレス」など、身近な要因で起こります。くり返しじんましんが出る人は、じんましんが出たときの状況を思い出し、できる範囲で原因や悪化因子を調べ、対策を取ることが大切です。

（清益功浩）

Q 93 赤みのない膨らみができてかゆくなるのですが、1日で消えます。これはなんですか？

赤みがなく皮膚が盛り上がっただけのじんましんを「血管性浮《ふ》腫《しゅ》」と呼んでいます。

じんましんが赤くなる原因は、ヒスタミンなどの物質によって皮膚の血管が広がって血清成分が血管から滲《にじ》み出し、皮膚と血管の間にたまったためですが、血管性浮腫は、これが皮膚の奥のほうで起こるため、赤みがなく盛り上がりも少ないのです。（清益功浩）

じんましんと血管性浮腫の違い

じんましんが赤みの強い部分と弱い部分でまだらになるのは、血管の広がりと血清のたまっている状態の違いによるもの。

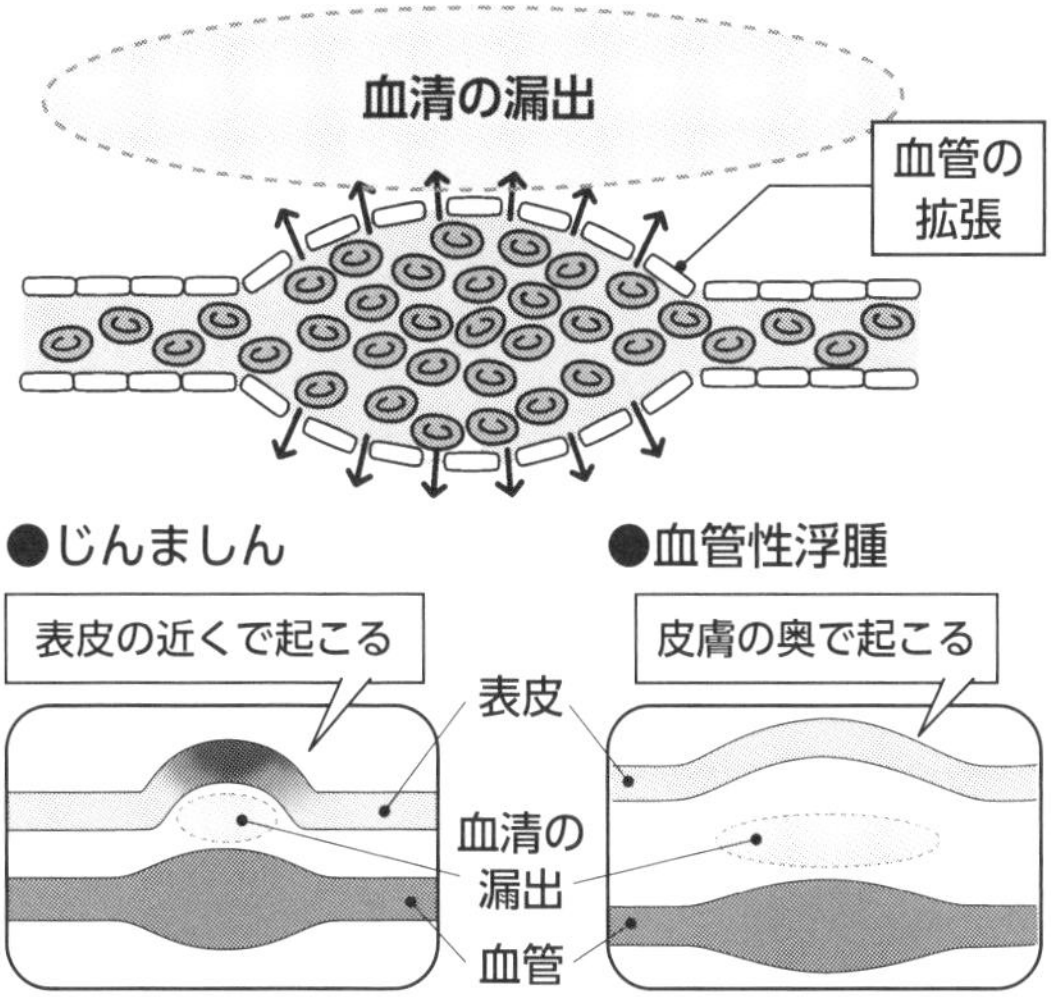

盛り上がりが大きく赤みがある

盛り上がりがなだらかで赤みがない

Q94 魚を食べると全身にブツブツができてかゆくなります。アレルギーでしょうか？

食物アレルギーによるじんましんは、多くは食材を食べてから30分〜1時間以内にかゆみを伴った発疹《はっしん》が現れ、その食材を食べるたびに症状が出ます。

魚を食べた後にじんましんが出た場合は、以下の三つの可能性が考えられます。

●魚アレルギー……魚の筋肉に含まれるたんぱく質「パルブアルブミン」や「コラーゲン」が抗原（原因物質）となって起こるアレルギーです。これらは、ほぼすべての魚に含まれており、魚アレルギーの人は複数の魚に対してアレルギー反応を起こすことが多いといえます。しかし、その含有量は魚種や部位によって違いがあり、また、加熱によって抗原性が低下するものもあります。

●アニサキスアレルギー……魚に寄生している寄生虫「アニサキス」が分泌《ぶんぴつ》・排出する「Ａｎｉｓ １」という物質が主な抗原となって起こるアレルギーです。アニサキスは冷凍や加熱に弱く、70℃以上で加熱するか、24時間以上冷凍すれば死滅しますが、Ａｎｉｓ １は変化しないことがわかっています。

魚が原因のアレルギー

	魚アレルギー	アニサキス アレルギー	仮性アレルギー	魚卵 アレルギー
メカニズム	アレルギー	アレルギー	非アレルギー	アレルギー
原因	魚全般	寄生虫	鮮度の落ちた（古い）魚	イクラなど
原因となる魚	頻度の多い順に、サケ、マグロ、イワシ、カレイ、アジ、タイ、タラ、ブリ、サバ	イカ類 サバ、アジ、イワシなどの青魚	サバ、サンマ、カツオ、イワシ、カジキマグロ、マグロなどのヒスチジンを多く含む魚	サケなど
原因成分	魚の筋肉に含まれるパルブアルブミン、コラーゲン	アニサキスから分泌・排出される成分　Ani s 1	ヒスタミン	ビテロジェニン
調理法による変化など	だしや缶詰では症状が出ないこともある	冷凍や加熱により寄生虫は死滅するが、Ani s 1は変化しない	ヒスタミンは加熱しても安定しており、調理程度の加熱では分解されない	

●仮性アレルギー……鮮度の落ちた（古い）魚を食べたときに起こることがあります。鮮度が落ちるとともに増殖した細菌が、魚に含まれる「ヒスチジン」というアミノ酸からヒスタミンを生産します。このヒスタミンを多く含んだ魚を食べたことによって、（体がヒスタミンを作ってアレルギーを起こすのではなく）アレルギーに似た症状を起こすので、「仮性アレルギー（アレルギー様反応）」と呼んで区別します。

魚アレルギーはじんましんのほか、顔や目が赤くなる、呼吸困難やめまい、意識障害などを起こすこともあり、アトピー性皮膚炎の人は湿疹《しっしん》が悪化するので注意が必要です。（清益功浩）

Q 95

果物を食べると口のまわりだけかゆくなります。なぜですか？

口腔アレルギー症候群の主な原因食材と花粉症の関係

花粉症（原因花粉）	原因食材
スギ：ヒノキ科：**スギ・ヒノキ**	トマト
キク科：**ヨモギ**	ニンジン、セロリ、リンゴ、ピーナッツ、キウイ
キク科：**ブタクサ**	スイカ、メロン、ズッキーニ、キュウリ、バナナ
イネ科：**カモガヤ、マグサ、オオアワガエリ**	トマト、メロン、スイカ、ジャガイモ、オレンジ、セロリ、バナナなど
カバノキ科：**シラカバ**	リンゴ、モモ、サクランボ、ナシ、スモモ、アンズ、イチゴ、ウメ、ビワ、ヘーゼルナッツ、ピーナッツ、ココナッツ、アーモンド、クルミ、ニンジン、セロリ、ジャガイモ、キウイなど

未調理（加熱しない）の果物や野菜を食べた後、15分以内に唇が赤くはれ、舌やのどにかゆみ、痛みなどの不快感が現れたら「口腔《こうくう》アレルギー症候群」かもしれません。主に口だけにアレルギーの症状が起こり、全身の症状が少ないことが特徴です。

「花粉・食物アレルギー症候群」とも呼ばれ、**果物・野菜と花粉に共通する物質がアレルギーを起こす**ことがわかっており、花粉症のある人に起こりやすいといえます。食べてかゆくなる果物や野菜の摂取は、さけてください。

（清益功浩）

Q96 じんましんのかゆみを抑える方法はありますか？

じんましんのかゆみを抑えるには、じんましんが起こった原因を特定し、その原因を取り除くことが大切になります。

とりあえずの応急処置としては、冷やすことです。体を温めると血行がよくなり、かゆみとはれが増強するので、入浴は控え、汗をかいているときはぬるめのシャワーだけにするのがいいでしょう。また、服はゴムなどで締めつけがない、なるべくゆったりとした密着性のないものを選び、血行のよくなる飲酒も控えてください。

ただし、寒さや冷たさなどの寒冷刺激によって起こる「寒冷じんましん」（物理性じんましんの一種）は、ほかのタイプのじんましんとは違い、冷やしてはいけません。症状の出ている部位に重ね着をしたり、温かい部屋で全身を温めるといいでしょう。

じんましんの治療は、じんましんの種類を特定することから始まります。原因になる病気があればその病気を治療することが必要ですし、じんましんの原因を特定できれば、原因を除去するだけでじんましんは治ります。冷やしてもかゆみが取れず、じんましんも消えない場合は、検査と治療も含めて医師に相談してください。（清益功浩）

Q97 妊娠してから肌がかゆくてしかたありません。なぜですか？

妊娠中はホルモンバランスの変化で乾燥肌になるケースが多く、さまざまな皮膚のトラブルとともに、全身あるいは局所的にかゆみが起こることが知られています。

かゆみが現れる症状には、妊娠後期に起こりやすく全身に激しいかゆみが現れる「妊娠性掻痒症《そうようしょう》」、腹部や手足を中心にかゆみを伴いながら紅斑《こうはん》や水ぶくれができる「妊娠性疱疹《ほうしん》」、妊娠初期の12～15週ころに腹部や手足に強いかゆみと発疹《はっしん》が現れる「妊娠性痒疹《ようしん》症」、そして、じんましんのような紅斑が腹部や大腿《だいたい》部、臀《でん》部、上腕など広い範囲にわたってできる「掻痒性じんましん様丘疹《きゅうしん》（PUPPP）」などの疾患《しっかん》があります。中でも妊娠性痒疹症とPUPPPは、妊婦が最も悩まされる病気として知られ、出産後に悪化や再発をくり返すこともあります。

いずれの皮膚疾患も発症のしくみが判明していないため、予防は難しいといわれています。発症した場合は、ステロイド外用薬で炎症を抑え、妊娠中期になったら、安全性の高い抗アレルギー薬を服用することもあります。

（高森建二）

Q 98 手術のあとがずっとかゆいのですが、治りますか？

外傷ややけど、ニキビをきっかけに、傷あとの線維成分（糸状の長い細胞で構成される組織）が過剰に増殖《ぞうしょく》し、染み出すように広がる病変を「ケロイド」と呼びます。

ケロイド体質を持っている人が手術を受けると、縫ったあとの皮膚にケロイドができ、赤く盛り上がったままになってしまうことがあります。そして、その部分に痛みやかゆみの症状が現れる場合があるのです。

治療法としては、ステロイド注射をするか、あるいはステロイド外用薬を塗り、患部を圧迫します。また、テープ状の塗り薬もあります。かゆみについては、これでほとんど消すことができるのですが、ケロイド状の皮膚の盛り上がり自体をなくすことは難しいといえるでしょう。

ケロイドをどうしてもきれいにしたい場合は、皮膚科ではなく、形成外科の担当になります。ケロイドの箇所を再手術し、ていねいに縫合することで目立たなくすることが可能です。

（髙森建二）

Q99 虫がはっているような足のかゆみに悩んでいます。原因はなんですか？

「むずむず脚症候群」と呼ばれる病気の可能性があります。「そわそわした」「絶え間なく動く」という意味の「レストレス（restless）」から「レストレスレッグス症候群」、あるいは「下肢《かし》静止不能症候群」とも呼ばれています。

むずむず脚症候群は、じっと座ったままでいたり、横になったりすると、足を中心に、腰や背中、腕、手などにむずむずしたかゆみや、ピリピリした痛みの症状が現れ、足を動かすと和らぐという特徴があります。また、夕方から夜間の時間帯にかけて、特に症状が現れることが多いというのも特徴の一つです。

欧米での調査研究によると、年齢が上がっていくにしたがって、むずむず脚症候群にかかる率が高くなるという結果が報告されています（次ジペーのグラフを参照）。男女比については、女性が男性の約1・5倍といわれています。

むずむず脚症候群の症状は、まさにその名のとおり「まるで虫がはっているよう」「何かが振動しているよう」と表現され、その感覚や不快感から睡眠障害を引き起こ

むずむず脚症候群の有病率

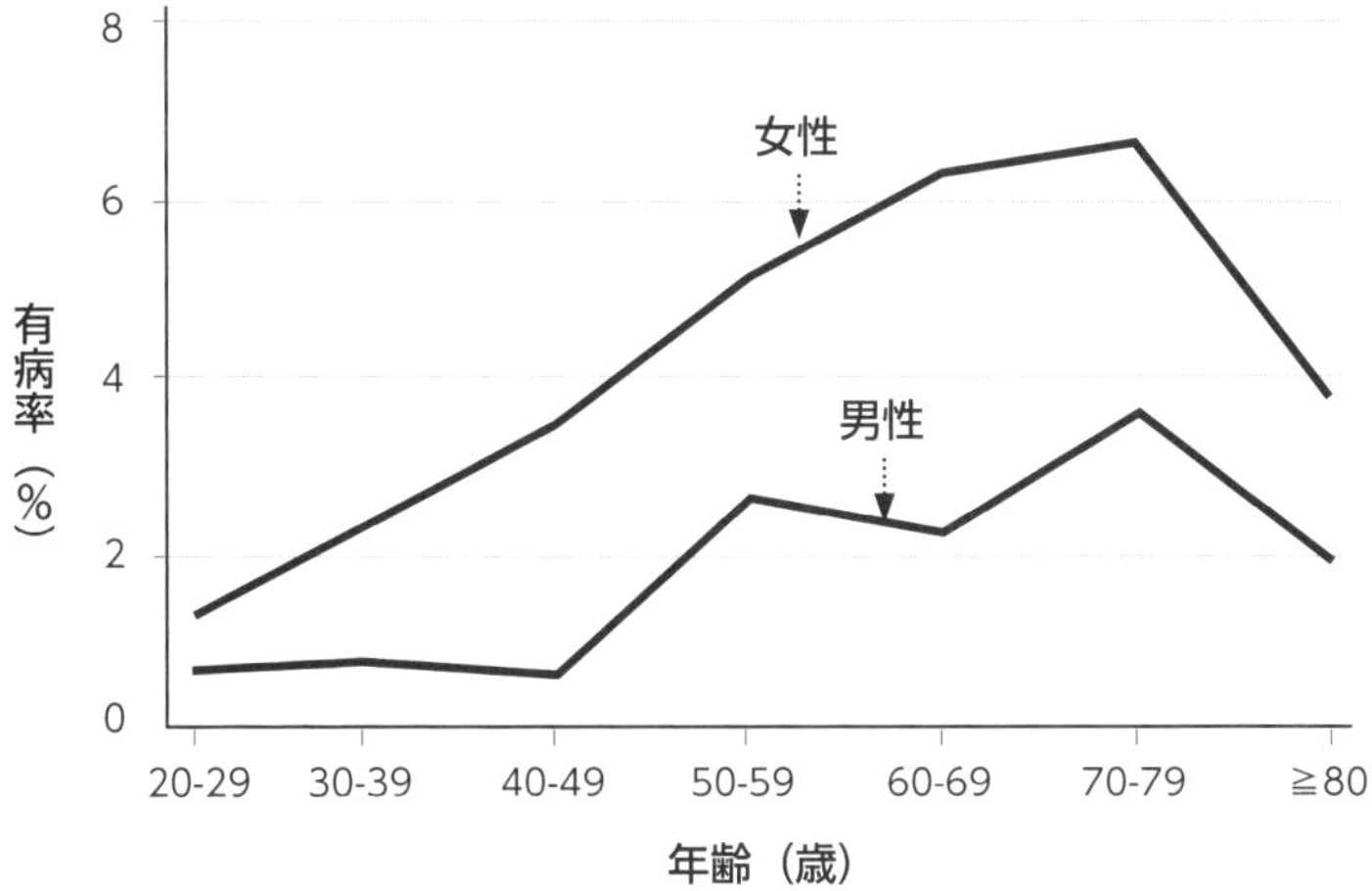

※Allen, R. P. et al: Arch. Intern. Med., 165(11), 1286-1292, 2005より改変

しやすく、ＱＯＬ（生活の質）に大きな影響を与えます。

また、症状が悪化していくと、昼間の眠けや疲労感につながり、深刻な睡眠障害や過度のストレスからうつ状態になってしまうこともあるため、早急な対策が必要です。

むずむず脚症候群の原因は特定されていませんが、鉄分不足によって脳内の神経伝達物質であるドーパミンが減少してしまい、その結果、神経細胞が異常をきたすという説が有力です。

有効な治療方法については、Ｑ１００でくわしく述べますが、生活習慣の改善や鉄分の補給、薬物療法などがあげられます。

（髙森建二）

Q100 「むずむず脚症候群」を治す方法はありますか？

現在、国内でむずむず脚症候群の患者さんは、人口の2～4％、約200万～400万人いるという調査結果が出ています。このうち治療が必要な患者さんは、70万人ほどと考えられています。また、むずむず脚症候群の患者さんの中には、不眠症を患っている人が多く見られるといわれています。

Q99でも説明したとおり、原因については特定されておらず、神経伝達物質であるドーパミンの機能障害や脳内での鉄分の欠乏が主な要因ではないかとされています。

治療方法としては、軽症であれば、生活習慣の改善で治まることもあります。アルコールやカフェインを含む飲料、タバコなどの刺激物はできるだけ控え、鉄分が豊富なレバーやホウレンソウ、アサリ、イワシなどの食品を積極的にとり入れ、バランスのいい食事を心がけましょう。サプリメントで鉄分を補給するのもいいでしょう。さらに適度な運動やストレッチを行うことも効果的です。症状によっては、医師の診断のもと、ドーパミンの働きを補う飲み薬、貼《は》り薬を処方する場合もあります。

（高森建二）

第7章

かゆみを抑える方法やスキンケアについての疑問12

Q101 今あるかゆみをすぐに抑える方法はありますか？

今あるかゆみを抑える「応急手当」は、「冷やすこと」です。

かゆいところに、冷たいおしぼり、冷却まくら、保冷剤などを、柔らかいガーゼなどの布で包んで当てて冷やします（清潔なスポンジを水で濡らして冷凍庫に入れ、準備しておくと便利です）。ただし、氷や保冷剤を直接肌に当てるのはさけてください。皮膚を冷やしすぎると、凍傷のようになることがあるので注意が必要です。

ほかに、空調の設定温度を低くする（夏季であれば冷房を強くする、冬季であれば暖房を切る）などの工夫もしてみてください。市販の冷却効果のあるスプレー式の保湿外用薬を利用するのもいいでしょう。

「患部を冷やす」ことは、かゆみを伝える神経の働きや血行を抑えて、かゆみの物質（ヒスタミン）が広がるのを防ぐ効果があるため、理にかなっているといえます。

ぬるめのシャワーを浴びて汗を流すのも有効です。やってはいけないのは、熱いお湯をかけること。ヤケドの危険があることに加え、熱いお湯で皮脂が飛んでしまう可能性があり、さらには、熱いお湯を浴びた後は、逆にかゆみが誘発されます。（中原剛士）

Q102 肌をかかずにかゆみを抑える方法はありますか？

アトピー性皮膚炎の患者さんとかゆみは、残念ながら切っても切れない関係です。アトピー性皮膚炎の人を対象に、かゆいときの対処法について調査をした結果、最も多かった回答が「冷やす」（Ｑ１０１を参照）、次いで「気をそらす」でした。

かきたい衝動にかられたら、とりあえず深呼吸をしてみてください。

自然体で立ち、できるだけ長くゆっくり口から息を吐きます。息を吐き終わったら、軽く口を閉じ、頭の中で「１、２、３」と数えます。口を閉じると自然に鼻から息が入ってくるので、吸うことを意識しないこと、頭は下がらないように、やや上を向くのがコツです。**深呼吸は、一番簡単にできるストレス解消法です**。リラックスしているときの呼吸が深くゆっくりとしているのに対し、強いかゆみなどのストレスを感じると、呼吸は浅くなり過呼吸の状態になっています。深くゆっくりとした呼吸は、交感神経の緊張を和らげ気持ちをリラックスさせます。

緑茶やコーヒーなど、好みの飲み物を楽しんでリラックスするのも効果的です。また、Ｑ１３９で紹介する「かきグセ」の対処も実行してみてください。

（小林美咲）

Q
103

かゆみを抑えるにはどんなスキンケアを行えばいいですか?

かゆみ対策に欠かせないのが皮膚の保湿です。

特に大事なのが、お風呂上がりのスキンケアです。お風呂から上がった後の人間の皮膚は、表面からどんどん水分が蒸発している状態なので、できるだけ早く保湿剤を塗りましょう。

保湿剤の有効性ついては、何人ものアトピー性皮膚炎の母親が赤ちゃんに保湿剤を使用しつづけた結果、アトピー性皮膚炎の発症率が30％以上減ったというデータが報告されています。

保湿剤には、かゆみをもたらす神経線維（C線維）が表皮内に侵入するのを抑制する効果のあることが判明しています。保湿剤は水分の蒸発を防ぎ、肌の潤いを保つだけでなく、かゆみのもとを断ち切る働きも備えているのです。

まずは自分の肌に合った保湿剤を選び（Q104を参照）、適切なスキンケアを毎日続けるようにしましょう。

（髙森建二）

Q104 保湿剤の選び方を教えてください。

アトピー性皮膚炎に対する基本的な対策は、何度もいうとおり、保湿剤を塗って皮膚の乾燥を防ぐスキンケアです。

保湿剤を塗ることで、皮膚の表面に人工的な膜が作られ、水分の蒸発を防ぎ、肌に潤いを与えてくれます。さらに皮膚のバリア機能を修復し、表皮まで伸びた神経線維（C線維）に働きかけ、過敏な状態を改善してくれるのです。

保湿剤は病院で処方してもらうこともできますし、ドラッグストアなどで市販されている製品の中から自分に合ったものを探してもかまいません。ただし、比較的安価な油脂性軟膏《なんこう》はベタついて使用感がよくなかったり、ベタつきが少ない尿素クリームは皮膚炎の患部に塗ると刺激を感じることがあるなど、成分によって長所と短所があります。次ジ《ペー》に主な保湿剤の特性を一覧にまとめたので、参考にしてください。

なお、保湿剤には軟膏剤のほかにクリーム剤やローション剤などもあります。軟膏のベタつきが気になるという人は、より塗りやすいクリームやローションのほうがおすすめです。

（髙森建二）

保湿剤の特性一覧

保湿外用薬	メリット	デメリット
油脂性軟膏 （白色ワセリン、プロペト、プラスチベース、亜鉛華単軟膏、親水軟膏、アズノール軟膏など）	⇒安価 ⇒刺激感がほとんどない	⇒ベタつく使用感が好まれない場合がある
尿素クリーム、ローション （ウレパール、ケラチナミン、パスタロン）	⇒保湿効果が高い ⇒ベタつきが少ない	⇒皮膚炎の部位に塗ると刺激感が生じる
ヘパリン類似物質 （ヒルドイド、ヒルドイドソフト、ヒルドイドクリーム、ヒルドイドローション）	⇒保湿効果が高い ⇒ベタつきが少ない ⇒塗り伸ばしやすい	⇒種類によりわずかなにおいがある
セラミド （キュレル、AKマイルドクリームなど）	⇒保湿効果が高い	⇒高価 ⇒医師からの処方ができない
その他 （ユベラ軟膏、ザーネ軟膏、オリーブ油など）	⇒比較的ベタつきが少ない	⇒製剤によって異なる

Q105 市販のワセリンでも十分に保湿できますか？

「ワセリン」は、石油から得た炭化水素類の混合物を精製したもので、ワセリン（保湿剤）自体には、皮膚の水分を蓄える力はなく、肌に薄い膜を作ることで、水分が失われるのを防いでくれます。純度の低い順に、以下の４種に分類できます。

①黄色ワセリン……最も純度が低く、黄色みを帯びています。手に入りやすく安価ですが、敏感肌の人は、かゆみ、かぶれを生じる場合があります。

②白色ワセリン……一般的にワセリンというと、この白色ワセリンのことを指します。安価で、標準的なワセリンです。医療機関で「油脂性軟膏《なんこう》」として処方されます。

③プロペト……肌の弱い赤ちゃんや白色ワセリンでかゆみの出る人、または目の周辺などデリケートな部分には、プロペトを用います。医療機関でも処方されます。

④サンホワイト……最も純度が高く刺激が少ないワセリンです。医療機関でも処方されますが、保険適用外のため、価格が高いのが難点です。

①～④いずれも市販されており、保湿効果は十分ですが、アトピー性皮膚炎の人は、刺激の少ない白色ワセリン以上のものを使用しましょう。

（小林美咲）

Q 106

ハンドクリームを保湿剤の代わりに使っても大丈夫ですか?

ハンドクリームを全身の保湿剤として使用しても基本的には問題はありませんが、成分に注意してください。特に、刺激を感じやすい尿素、アロエ成分が含まれているハンドクリームは、さけたほうがいいでしょう。

手は、常に外気にふれているだけでなく、日常最も水にふれる機会が多く乾燥しやすい部位。その手を保湿する目的で作られているハンドクリームは、ボディクリーム、フェイスクリームに比べて油分が多く含まれています。そのため、**ニキビのできやすい部位(顔や首、背中など)に厚塗りすると、症状が悪化することがあります。**

皮膚の薄い、デリケートな顔に塗るさいは、塗り方にも注意が必要です。一般的なハンドクリームは、顔用のクリームに比べて硬いため、そのまま広げようとすると力が入ってしまい、必要以上に肌を強くこすってしまうことがあります。いったん手のひらに適量出して、体温で温めて軟らかくしてから、薄く広げるように塗りましょう。温めることで伸びもよくなります。

(小林美咲)

Q107 保湿剤はいつ塗るのがいいですか？

保湿剤は入浴やシャワーの後、５分以内に塗るのが効果的です。遅くとも10分以内に塗るようにしてください。

入浴後、肌は水分で潤いますが、急速にその水分は失われていきます。保湿剤は皮膚をコーティングして、皮膚表面にある水分を逃がさないようにするもので、保湿剤自体が皮膚に水分を与えてくれるわけではありません。**入浴後の水分が失われないうちに保湿剤を塗ることが重要**なのです。

入浴、シャワーの後、水分をよく拭き取ることも大切です。ゴシゴシ皮膚をこすらず、タオルを当てて水分をしみこませる感覚で拭き取りましょう。

また、入浴、シャワーができないときは、霧吹きでぬるま湯や水を肌に吹きかける、あるいは刺激の少ない市販の化粧水で肌を潤した後、保湿剤を塗るといいでしょう。

なお、保湿剤にも、軟膏《なんこう》、クリーム、ローションなどの剤型があります。肌が汗でべとつくように感じる季節には、さっぱりとした使用感のローションタイプ（液体）に替えるなどの工夫をして、年間を通して続けることが大切です。

（小林美咲）

Q108 保湿剤はどのくらい塗ればいいですか？

成人の保湿外用薬（保湿剤）使用量の目安／FTU

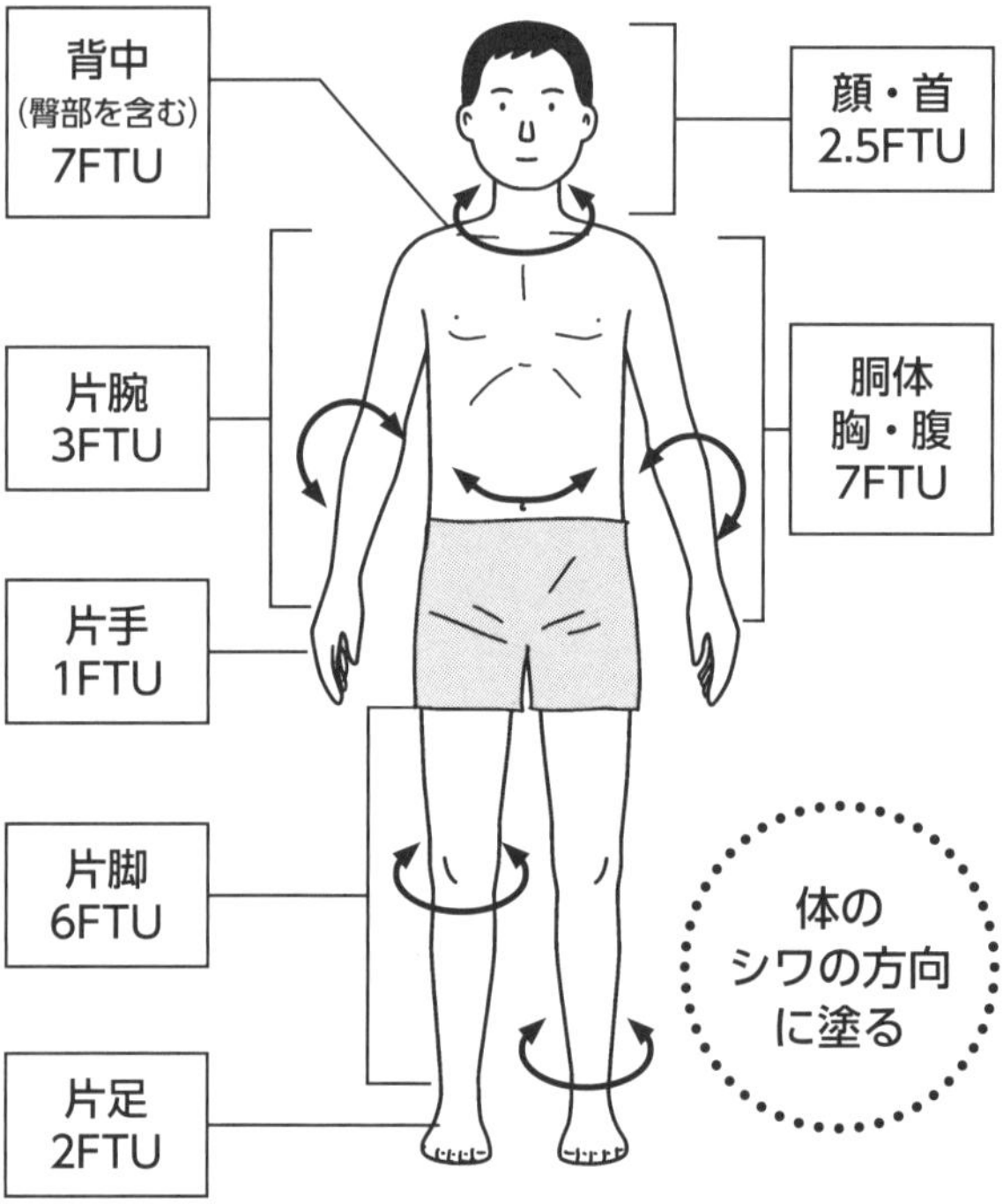

保湿剤には、使用量、使用回数の制限がありません。1回の塗布量は上図のFTU（Q62を参照）を目安に、それよりやや多めの量を塗るといいでしょう。指先ではなく手のひらを使って、ひじ、ひざ、わきの下などは特に、シワの方向に塗り広げます。耳たぶや耳の裏、髪の生えぎわ、足の指の間などにも忘れずに塗ってください。

（中原剛士）

Q109 アトピー性皮膚炎の場合、体をこまめに洗ったほうがいいですか？

肌に付着した汗や皮脂、ホコリなどの汚れをそのままにしておくと、皮膚の表面に雑菌が繁殖し、かゆみや炎症を起こす要因になります。毎日シャワーを浴びるかお風呂に入り、１日２〜３回ほど、皮膚を清潔に保つことを心がけてください。特に、汗をよくかく夏には、**こまめにシャワーを浴びたほうがいいでしょう**。運動後など、汗をたくさんかいたときには、すぐにシャワーで汗を流すことも大切です。ただし、**石けんを使うのは１日１回とし、「洗いすぎ」「こすりすぎ」に注意してください**。

毎日、皮膚のためによかれと思ってやっているスキンケアが、皮膚を疲れさせ、バリア機能を壊していることがあります。石けんを使って体を洗うと、皮膚はアルカリ性に傾きます。さらに、タオルでこすりすぎると、汚れだけでなく、はがれ落ちるにはまだ早い角質細胞や細胞間脂質まで洗い流してしまい、徐々にバリア機能が壊れてしまうのです。Ｑ１２９で紹介する体の洗い方を参考にして、洗いすぎ、こすりすぎをなくしましょう。

（小林美咲）

Q 110 お風呂に入るときに注意することはありますか？

入浴時の注意点では、洗いすぎ、こすりすぎだけでなく、「湯の温度」「湯につかる時間」にも注意が必要です。

42℃以上の熱いお湯に長時間つかると、角層はふやけて角質の間に隙間ができ、そこから皮脂や角質層の保湿成分が必要以上に溶け出してしまい、その結果、乾燥状態に陥ります。こうした、入浴後の乾燥状態を防ぐには、**湯の温度を「少しぬるいかな」と感じる38~40℃に、湯船につかる時間を数分程度に抑え、長湯をしないこと**です。また、湯上がりに水やぬるま湯をかぶると、かゆみが出にくくなります。

バリア機能が低下しているときは、入浴自体が強い刺激となる場合があります。**かゆみが強いときは、湯船にはつからず、シャワーだけにしたほうがいいでしょう。**

入浴は肌に潤いをもたらすと思われがちですが、皮膚が潤うのは入浴直後だけです。15分もすれば、皮膚は入浴前よりも乾燥状態に陥ります。入浴後は水気をよく拭き取り、5~10分以内に保湿外用薬をたっぷり塗ってケアをします。髪もすぐに乾かし、ドライヤーは頭皮から12センチ以上離して使いましょう。

（小林美咲）

Q111 石けんで体を洗っても大丈夫ですか？

石けんの使用自体は問題ありませんが、その頻度については注意が必要です。人間の皮膚にはもともと、「皮膚常在菌」という病原性を示さない微生物が棲《す》みついています。この常在菌には、表皮ブドウ球菌（善玉菌）やアクネ菌（日和見《ひよりみ》菌）、黄色ブドウ球菌（悪玉菌）などいろいろな種類があり、それぞれの菌の特性がまじり合って、バランスを取りながら肌の健康を維持してくれています。

例えば、表皮ブドウ球菌は皮膚を弱酸性に保つ働きに長けていて、悪玉菌の黄色ブドウ球菌が繁殖しすぎるのを抑えたり、その匂いを消し去ったりしています。ところが、入浴のさいに石けんなどを使いすぎてしまうと、こうした善玉菌を含めた常在菌を洗い流したり、死滅させたりしてしまうのです。

ですので、石けんなどを使う回数はなるべく少なくしたほうがいいでしょう。またナイロンタオルなども極力使うのはやめておきましょう。ちなみに、乾布摩擦や垢《あか》すりマッサージも、皮膚のバリア機能を壊してしまう原因になるという点でおすすめできません。

（髙森建二）

Q 112 洗顔料やシャンプー、ボディーソープを選ぶときの注意点は？

ドラッグストアなどのシャンプーやボディーソープ、洗顔料のコーナーには、さまざまな種類の製品が販売されていますが、それらは大きく「弱酸性」と「弱アルカリ性」に分類できます。

弱酸性のいいところは、肌自体が弱酸性なので刺激が少ないという点です。ただし、洗浄力の弱さがデメリットとしてあげられます。

逆に弱アルカリ性の製品は、洗浄力が強く、特に脂分の汚れを落としてくれる点で優れています。ただし、弱酸性のものに比べて、肌への刺激が強まるというデメリットがあります。

このような比較からわかるように、乾燥肌や敏感肌の人には弱酸性の製品を使用することをおすすめします。ただし、肌にはもともとアルカリ性を中和して、もとの弱酸性に戻すという「アルカリ中和能」が備わっているため、健康な肌であれば弱アルカリ性の製品を使用しても問題ありません。

（髙森建二）

第8章

アトピー性皮膚炎がよくなる食事についての疑問8

Q113 かゆみの改善に役立つ栄養はありますか？

アトピー性皮膚炎によるかゆみの原因の多くは、皮膚のバリア機能の低下による肌の乾燥にあります。それを予防するためには、日々のスキンケアや薬物療法はもちろんのこと、バランスのいい食事を心がけ、必要な栄養素をしっかりとることも大事になります。

栄養素の中でも、健康的な肌を保つうえで特に欠かすことのできないビタミン類は、以下のとおりです。

●ビタミンC（アスコルビン酸）

ビタミンCは、コラーゲンの生成に必要な栄養素で、不足すると肌の乾燥が起こります。ビタミンCには、肌の老化を予防する働きや、抗酸化作用（血液中の活性酸素を取り除く働き）があります。肌は老化することで乾燥を招き、かゆみを引き起こすため、必須の栄養素といえます。主にイチゴやキウイなどのフルーツ、野菜などの食品に多く含まれます。

●ビタミンE

ビタミンEには、血行を促し、新陳代謝を促進する働きがあります。また、抗酸化作用もあり、活性酸素から肌細胞を守るという働きも期待できます。主にゴマやアーモンド、ナッツ、大豆、アボカド、ヒマワリ油、オリーブオイルなどの食品に多く含まれています。

●ビタミンA

ビタミンAは、角層の天然保湿因子（NMF）の生成を促したり、皮膚や粘膜を正常に維持したりする働きがあります。ビタミンAが不足すると角層の保湿力が低下し、肌が乾燥するようになり、かゆみの症状につながることがあります。主にレバーやウナギ、ニンジンやホウレンソウなどの緑黄色野菜、卵、バターなどの食品に多く含まれています。

●ビタミンB群

ビタミンB2やビタミンB6などからなるビタミンB群は、肌のターンオーバーを正常に保持し、皮膚や粘膜の健康を保つという働きがあります。ビタミンB群が不足すると、肌の乾燥やニキビなどの肌トラブルの原因になります。主にレバーや豚肉、赤身の魚、ウナギ、ホウレンソウ、パプリカ、納豆、牛乳などの食品に多く含まれています。

（髙森建二）

Q 114
亜鉛がアトピー性皮膚炎に効くというのは本当ですか？

金属元素の一つである「亜鉛」は、皮膚の免疫とバリア機能に影響を与え、亜鉛が欠乏すると皮膚の炎症が起こりやすくなったり、傷が治りにくくなったり、口内炎ができやすくなったりすることが知られています。

アトピー性皮膚炎と亜鉛の関係ですが、2019年にアトピー性皮膚炎の患者さんの血液を調べたところ、健常な人の血液と比べて、亜鉛濃度が低いことがわかりました。ただし、亜鉛をサプリメントとして補給することがアトピー性皮膚炎改善につながるかについては、そのエビデンス（科学的根拠）をめぐって議論が分かれているのが現状です。亜鉛の摂取によって金属アレルギーが起こり、アトピー性皮膚炎を悪化させる危険性もはらんでいることから、慎重な意見が出ているのです。

サプリメントを試すのも悪くないですが、無理に多く摂取する必要はありません。亜鉛をサプリメントとして摂取した後、アトピー性皮膚炎の症状が悪化した場合はすぐにやめ、調子がよければそのまま続けてもいいでしょう。

（高森建二）

Q115 乳酸菌はアトピー性皮膚炎に効果がありますか？

Ｑ１１４でお話しした亜鉛とともに、アトピー性皮膚炎の治療にいいといわれているのが「乳酸菌」です。テレビコマーシャルなどで、「アトピーに効く乳酸菌を配合したヨーグルト」といった謳《うた》い文句を見聞きしたこともあるのではないでしょうか。

乳酸菌やビフィズス菌、納豆菌など、人間にとって善となる細菌やその構成物を「プロバイオティクス」と呼びます。このプロバイオティクスとアトピー性皮膚炎の関係については、その治療効果をめぐって、さまざまな論文が発表されていますが、どちらの立場の説もエビデンス（科学的根拠）に乏しく、未だ決着がついていません。

臨床の現場で乳酸菌飲料を飲んで症状が改善したという例は報告されていますが、その患者さんは保湿外用薬やステロイド外用薬などの治療もしっかりとやっており、乳酸菌を飲んだだけで症状がよくなったわけではありません。あくまでも治療の基本は保湿と薬物療法であることを忘れず、乳酸菌は補助的にとるようにしましょう。ただし、糖尿病のリスクもあるため、糖質ゼロのものが望ましいです。

（高森建二）

Q116 ビタミンDはアトピー性皮膚炎に効果がありますか？

アトピー性皮膚炎と「ビタミンD」の関係についても、よく質問を受けることがあります。カルシウムの吸収を促進することで知られるビタミンDですが、細菌やウイルスに対する免疫機能を高め、炎症を引き起こす炎症性サイトカインを抑えてアレルギーの症状を和らげ、免疫を調整する作用もあるため、ぜんそくや花粉症、アレルギー性鼻炎などの治療に用いられています。

海外の研究では、**血液中のビタミンD濃度が低い人は、ふつうの人と比べて、アトピー性皮膚炎にかかるリスクが高いと報告されています。**また、ビタミンDには精神のバランスを整える神経伝達物質のセロトニンを調整する役割があります。アトピー性皮膚炎の悪化要因の一つにはストレスもあるため、これらの複合的な作用によって、アトピー性皮膚炎の治療においても有効性が唱えられているのです。ただし、これらの説にはエビデンス（科学的根拠）が不足しており、またサプリメントの過剰摂取は健康被害を及ぼす原因にもなるため、無理にとる必要はないでしょう。

（高森建二）

Q117 かゆみを招きやすい食べ物はありますか？

香辛料の入った料理やアルコール、カフェインを多く含んだ飲料などの刺激物は、かゆみを引き起こすことがあります。チョコレートや砂糖、脂肪などでかゆみが出ることもあります。また、アレルギー症状を起こしやすいとされる食べ物に、ピーナッツ、アーモンド、ソバ、メロン、バナナ、リンゴ、モモ、ナシ、クリなどがあります。

イチゴを食べすぎて、かゆくなった経験はありませんか？　イチゴには、かゆみの原因物質であるヒスタミンが比較的多く含まれているため、食べすぎてかゆみが起こったのです。ほかにも、トマト、ナス、ホウレンソウ、マグロ、イカ、エビ、アサリなどの魚介類、チョコレート、コーヒーなどが比較的多くヒスタミンを含んでいます。

ただし、これには個人差があり、特定の食べ物で、かゆくなった経験のある人、アトピー性皮膚炎の症状が悪化することが確認されている人を除き、必要以上に心配することはありません。「一般的にアレルゲンになりやすい」という理由で、特定の食品を除去することは、栄養面から見てもおすすめできません。

栄養バランスに気をつけて、３食しっかり食べることが大切です。

（小林美咲）

Q118 お酒やタバコはアトピー性皮膚炎を悪化させますか?

まずはお酒ですが、アトピー性皮膚炎とアルコールにかんしての研究をまとめた解析では、妊娠中の出生児におけるアトピー性皮膚炎の発症との間に、わずかな関連があったことが報告されています。ただし、成人のアトピー性皮膚炎と飲酒との間に関連は認められませんでした。つまり、妊娠中にお酒を飲んでいた母親のお子さんにはアトピー性皮膚炎が多いものの、酒飲みに多いという因果関係はなく、**飲酒がアトピー性皮膚炎を発症させる直接の原因ではないということです。**

次にタバコですが、アトピー性皮膚炎とタバコにかんしての研究をまとめた解析では、能動喫煙は有意にアトピー性皮膚炎の発症と相関すると報告されています。つまり、**タバコを吸う人にアトピー性皮膚炎が多いということです。**さらに、受動喫煙も関連することがわかりました。喫煙にかんしては、アトピー性皮膚炎を発症、悪化させる原因になるばかりでなく、複数のがんとの因果関係も認められているため、健康に気をつけるなら、まずやめたほうがいいでしょう。

（高森建二）

Q 119 アレルゲン除去食はアトピー性皮膚炎の改善に役立ちますか？

アレルゲンとなる特定の食品を使わないで作る食事を「アレルゲン除去食」といいます。アレルゲン除去食は、食物アレルギーに伴うアトピー性皮膚炎に対する治療法として、主に民間療法の一つとして知られています。

卵や小麦などを対象にしたアレルゲン除去食は、子供のアトピー性皮膚炎の患者さんに多く用いられますが、極端な除去食は日常生活で食べられるものを制限し、栄養バランスを著しく悪くするため、結果として成長障害を及ぼすリスクが高くなります。民間療法として除去食を行うのは危険であり、必ず医療機関での指導のもとで行うようにしましょう。

アレルゲン除去食は、アトピー性皮膚炎の患者さんの誰にでも効果がある治療法ではなく、除去食だけでアトピーが完治するわけではないということに注意してください。あくまでも、ふだんの治療の限定的な補助として考えておく必要があります。

（髙森建二）

Q120 妊娠中や授乳中にアレルゲン除去食をとればアトピーの予防効果がありますか？

妊娠中のアレルゲン除去食によるアトピー性皮膚炎の予防については、さまざまな研究と検討がなされてきましたが、その効果は明らかではないとされています。米国小児科学会、欧州小児アレルギー学会は、明らかなエビデンス（科学的根拠）のない妊娠中の除去食は、母体はもとより胎児の栄養低下を招く危険性が高いため、行わないようにとの意見を表明しています。

次に授乳中のアレルゲン除去食については、米国と欧州で指導に対する見解が異なっており、1～2歳までの食物アレルギー、アトピー性皮膚炎を減らす可能性はあるが、発症を完全に予防できる確証はないとされています。

なお、日本では、アレルギーリスクの高い家系では、妊娠8ヵ月以降の卵除去、アレルゲンになりやすい食品（特に特定の食品にアレルギーを持っている人が兄弟・姉妹にいる場合はそのアレルゲン食品）の偏った過剰摂取をさけ、バランスよく食品を摂取するよう指導が行われています。

（高森建二）

第9章

日常生活・セルフケアについての疑問26

Q121 運動でかゆみを抑えることはできますか？

直接的にかゆみを抑える具体的な運動方法はありません。ただし、かゆみを誘発する**諸要因を運動によって上手に緩和するということは可能です。**

アトピー性皮膚炎の悪化要因の一つとして、心理的なストレスが多いことが報告されています（Q16を参照）。現代社会では、程度の差こそあれ、多くの人がストレスを日常的に抱えながら生活しています。さけたくてもさけられないストレスを少しでも解消し、心身の両面にいい影響を与えるための方法として、誰もがすぐに取り組めるのが適度な運動です。

運動によるストレスの緩和は、かゆみの抑制につながるということが論文などで発表されています。例えば、アトピー性皮膚炎のモデルマウスによる実験では、**走らせるという運動をさせたマウスのほうが、運動をさせなかったマウスよりもかゆみが軽減したという結果**が報告されているのです。無理のない範囲で、日々の生活の中に運動習慣を取り入れましょう。ただし、運動による汗や汚れは速やかに落とすようにしてください。

（髙森建二）

Q122 かゆみを抑えるには室内の湿度をどのくらいにすればいいですか？

秋から冬にかけては湿度が低く、空気が最も乾燥する季節。この時期にアトピー性皮膚炎に伴うかゆみの症状が悪化するタイプの人は、乾燥対策をしっかり行う必要があります。

具体的には、加湿器を使用したり、濡れタオルを干したり、洗濯物を部屋干ししたり、霧吹きで水をまいたりと、さまざまな加湿対策の工夫が求められます。ただし、エアコンを暖房にしたり、窓を開けて換気をしたりすると、室内の湿度はそのたびに下がってしまいます。特に加湿器と暖房を併用する場合は、温度設定などに注意が必要です。

室内の湿度設定は、40～60％が最適といえるでしょう。湿度が60％以上になるとカビやダニが発生しやすくなります。

湿度は低すぎても、高すぎても不快なものですが、皮膚のトラブルを防ぐうえでも大事な目安となるため、常に気に留めておきましょう。

（髙森建二）

Q123 日光浴はかゆみの改善に役立ちますか?

日光浴に、アトピー性皮膚炎によるつらいかゆみや、皮膚のカサカサを改善する効果があることはあまり知られていません。

日光は紫外線(UV)・可視光線・赤外線(IR)の三つの光線からなりますが、この中でアトピー性皮膚炎に有効なのは紫外線で、免疫反応を抑える働きがあるといわれています。

紫外線といえば、紫外線対策という言葉があるように、その有害性ばかりが語られ、皮膚がんの発症を恐れて、極端に紫外線をさける人も見受けられます。しかし、日本人の皮膚がんの発症率は欧米人に比べて極めて低く、必要以上に紫外線を恐れず、太陽の下で遊ぶことが、子供のアトピー性皮膚炎の抑制にもつながります。**紫外線には皮膚への優れた治療効果があることも忘れてはならないでしょう。**

なお、紫外線の効果は紫外線療法(Q48を参照)にも活用されています。紫外線を患部に直接照射することで、皮膚に侵入していた神経線維(C線維)が後退し、かゆみが軽減するというもので、アトピーの改善に効果を発揮しています。

(髙森建二)

Q 124

電気毛布を使っていますが、かゆみと関係ありますか？

肌に直接触れる電気製品の中には、使い方を誤ると、皮膚の乾燥を促してしまうものがあります。その一つが電気毛布です。

冬の寒い時期、電気毛布をつけっぱなしにして寝ていたところ、熱のせいで体内から水分が蒸発してしまい、翌朝目覚めたときには肌がカサカサに乾燥していたということがよく起こります。人間はただでさえ、寝ている間にコップ1杯分の汗をかくといわれているので、水分の蒸発にはくれぐれも気をつけてください。電気毛布を使用するさいは以下のポイントを忘れずに。

●電気毛布をつけっぱなしにしないで、布団に入ったら電源を切る
●タイマー機能つきの電気毛布を使う
●寝る前に十分温めてから電源を切り、余熱の残っている状態で寝る

皮膚が乾燥すると水分が蒸発して皮膚に静電気がたまり、かゆみの原因にもなるので注意が必要です。

（髙森建二）

Q 125 かゆみを抑えるには、どんな素材の下着や洋服を選べばいいですか？

かゆみの原因、症状を悪化させる要因の一つに、衣類の摩擦《まさつ》による刺激があります。肌着や洋服の摩擦を軽減するには、素材選びが大切です。毛先がチクチクするウール素材や化学繊維の中でもチクチクと感じるものはさけ、繊維の織り方や糸の毛羽立ちなどを確認し、皮膚への刺激の少ないものを選びます。布を手の甲に当てて数回こすってみて、肌触りを確認するといいでしょう。

化学繊維の多くは、保湿性が低く速乾性が高いものが多く、皮膚が乾燥しがちです。乾燥するほど静電気が起きやすくなり、**静電気はかゆみを発生させる要因**になります。特に、直接肌にふれる下着は、吸湿性と通気性のいい綿や絹などの自然素材がいいでしょう。インナーは、縫いめが表のものがおすすめです。トランクスやショーツは、ウエストやすその折り返し部分の厚みや縫いめがかゆみの原因になります。締めつけの少ないものを選びましょう。新品の下着は、一度水洗いしてから身に着けるようにします。また、汗をかいたらこまめに着替えることも大切です。

（小林美咲）

下着選びのポイント

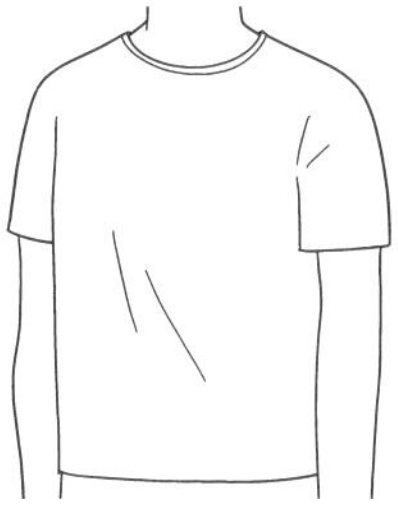

シャツ

綿 100％素材がおすすめ。超低刺激の素材もある。縫いめが表側のもの、そで口・すそ部分を表側に折り返したもの、筒状に作られ、脇の縫いめのないものもある。

ブラジャー

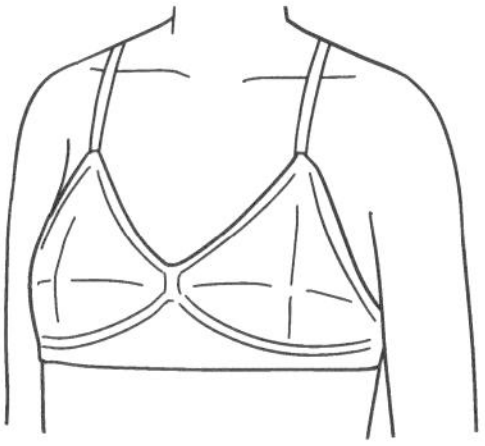

肩ひものゴム、アンダー部分のワイヤー、背中の金属フックなどでかゆみが生じる。それらがコットンで包まれているものもある。適切なサイズ選びも重要。

パンツ（下着）

●男性

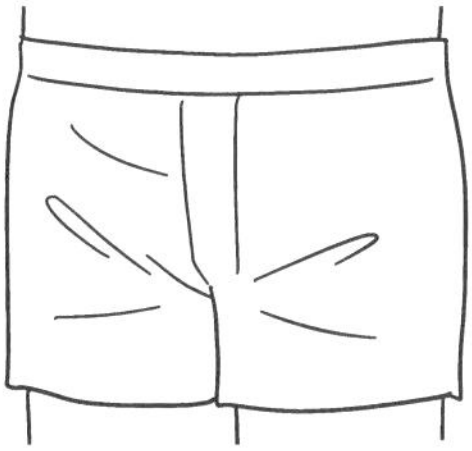

足の付け根部分の摩擦が少ない、トランクスやボクサータイプがおすすめ。

●女性

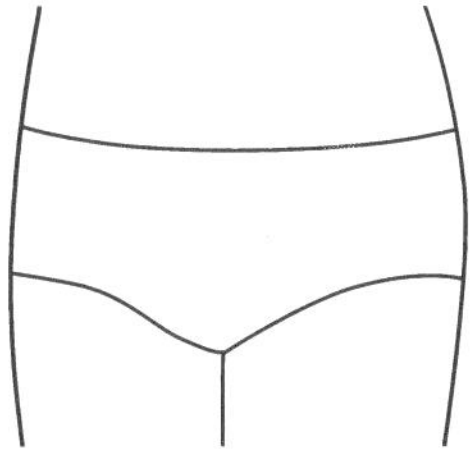

ウエスト、裾にレースなどがないものを選ぶ。切りっぱなし仕様もおすすめ。

タグは縫い糸も切って全部取り外す。

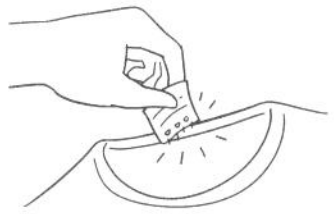

Q126 洗剤や柔軟剤はどんなものを選べばいいですか?

洗濯用洗剤を選ぶときのポイントは、「無香料」「低刺激」です。なるべく、合成界面活性剤の含有量が少ないものを選んでください。

また、洗剤の溶け残りが衣類に付着し、刺激となってしまうことがあります。溶け残りのない「液体洗剤」が便利ですが、粉末洗剤を使用するさいは、たらいなどにぬるま湯を入れ、しっかり溶かしてから洗濯機に入れるようにしましょう。

柔軟剤も、かゆみが出なければ使用してもかまいませんが、衣類がこすれる部分にかゆみの生じる人は、洗濯用洗剤、柔軟剤が合っていない可能性があります。何種類か試して自分に合った洗剤を見つけてください。

インターネットなどで、「天然由来」「自然派」などと宣伝されている高額な洗剤を見かけることがありますが、成分表を公開していない商品には注意が必要です。

また、**定期的に洗濯槽《そう》の手入れをすることも大切です**。洗濯槽は常に水けがあるため、雑菌、カビが繁殖しやすい場所です。使用後は扉を開けたままにして乾燥させ、衣類を入れたまま放置することはさけましょう。

(中原剛士)

Q127 化粧品はかゆみの原因になりますか？

化粧品は女性にとっての必需品ですが、この化粧品が原因でかゆみの症状が発生することがあります。「化粧品かぶれ」と呼ばれる皮膚疾患《しっかん》で、その多くはアレルギーに由来するかゆみです。

日本人女性は、通常５〜６種類の化粧品を使用しているといわれていますが、その中の特定の成分が、アレルギー反応を引き起こすアレルゲンとなって、かゆみなどのアレルギー症状が現れると考えられています。

このような症状が現れた場合、比較的症状が軽ければ、使用している化粧品の数を一つずつ減らしていき、症状の変化を確かめるのがいいでしょう。その過程でかゆみが改善するようであれば、減らした化粧品の中にアレルゲンとなる成分が含まれている可能性が大きいといえます。

かゆみの程度がひどい、あるいはアレルゲンを正確に特定したい場合は、皮膚科の診断をおすすめします。皮膚科ではアレルゲンを特定するためにパッチテスト（Ｑ30を参照）を行い、アレルギー反応を判定します。

（髙森建二）

Q128 肌に合う化粧品を探すにはどうしたらいいですか？

成人型アトピー性皮膚炎では、色素沈着や赤ら顔の症状が出ている人も少なくありません。それを化粧などでカバーすると、とたんに肌の調子が悪くなってしまう人がいます。化粧をしていて皮膚の状態が悪くなったときは、使っていた化粧品を持参してかかりつけの医師に見せてください。アトピー性皮膚炎が悪化したのではなく、化粧品かぶれを起こしている可能性があります。

とはいえ、成人女性が全くメイクをしないで過ごすことは、現実的に難しいでしょう。化粧かぶれをなるべく起こさないためのポイントは、

●刺激感、熱感のあるものはさける
●落としにくいものをつけない
●香料や色素の少ないものを選ぶ
●帰宅したら、すぐに落として保湿ケアをする
●一度試して合わないものは二度と使用しない

化粧品は刺激の少ないものを選ぶとともに、パッチテストをして、かぶれないかどうかを確かめてから使用するようにしましょう。試してみて合わないものを使いつづけても、肌に合うようになることはありません。

（中原剛士）

化粧品は使用前にパッチテストをしましょう

① ガーゼつきの絆創膏《ばんそうこう》に化粧品を少量つけ、腕の内側に貼《は》る。
※絆創膏はふだん使ってかぶれないものを使用すること

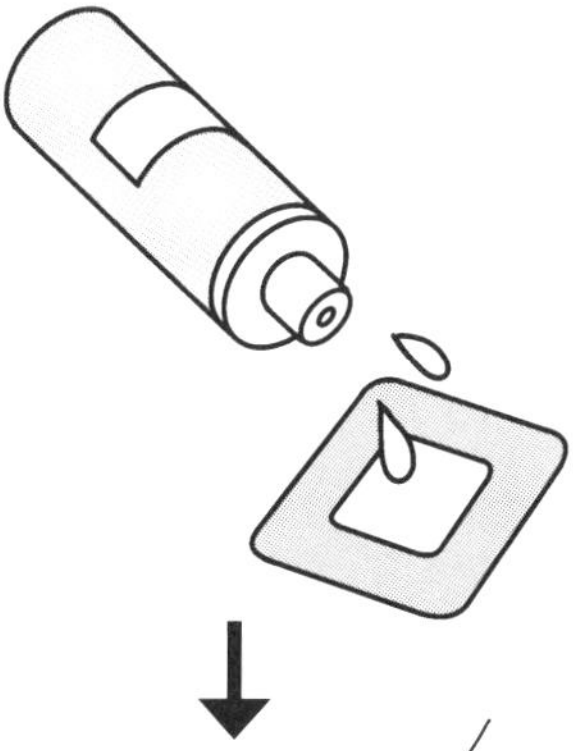

② 24 ～ 48 時間後にはがす。

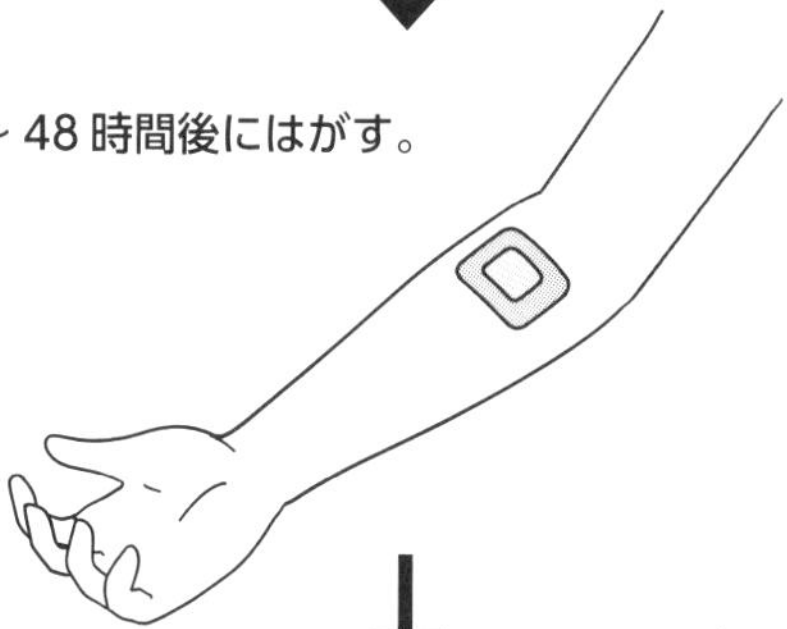

③ 赤みや発疹《はつしん》がなく、
かゆみがなければ
ＯＫ。

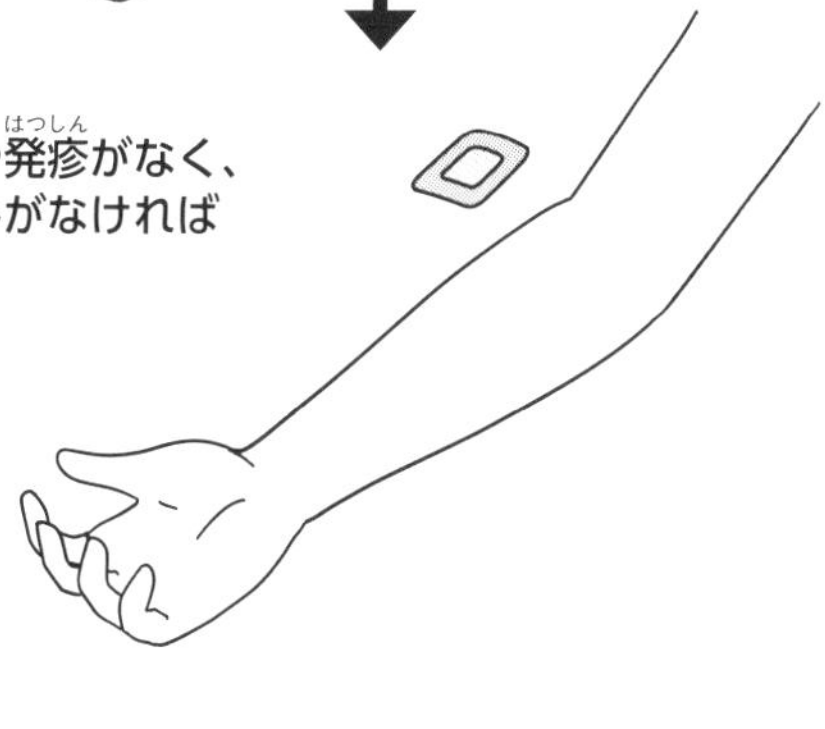

Q
129

お風呂で髪や体を洗うときの注意点を教えてください。

髪の洗い方

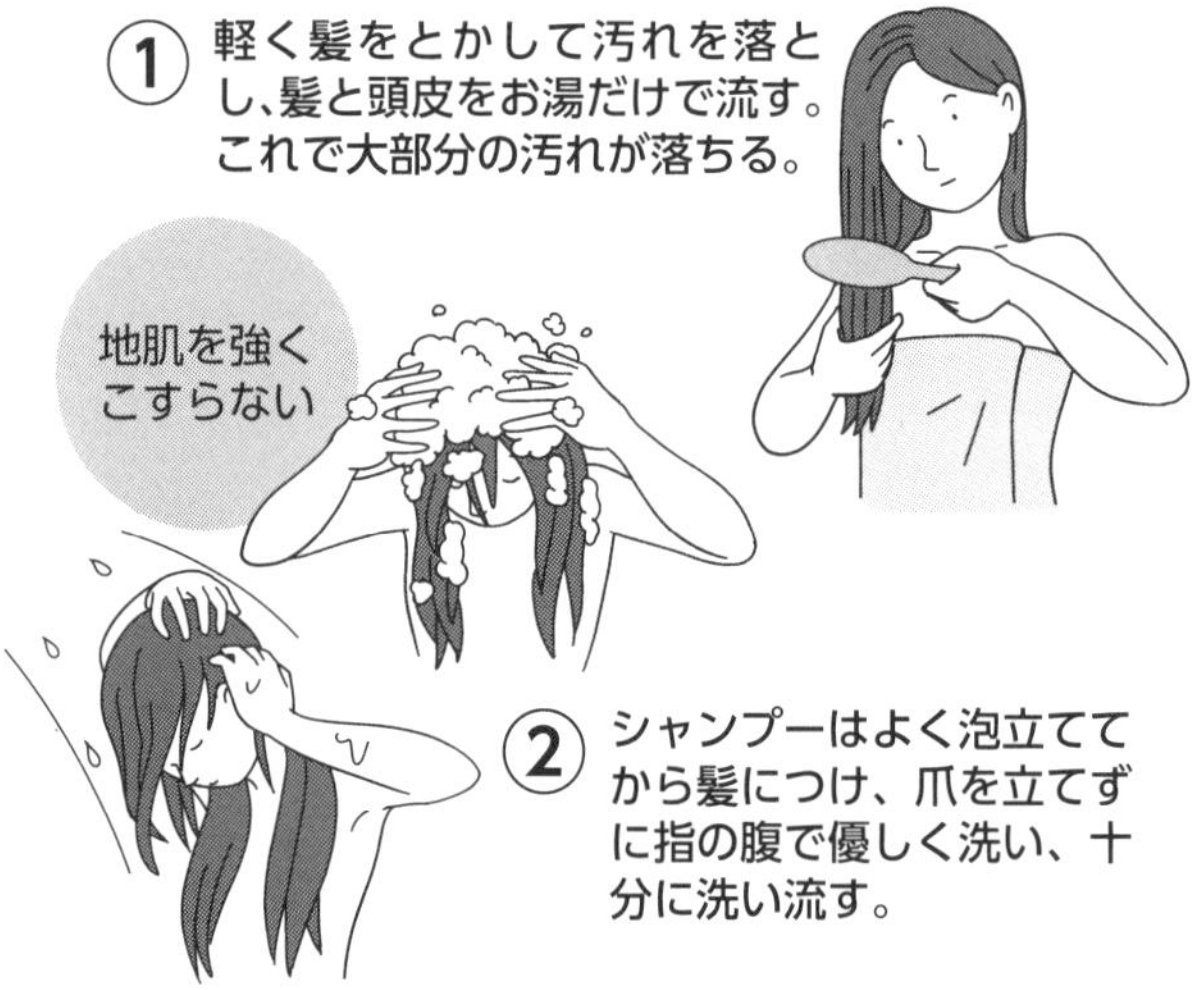

① 軽く髪をとかして汚れを落とし、髪と頭皮をお湯だけで流す。これで大部分の汚れが落ちる。

② シャンプーはよく泡立ててから髪につけ、爪を立てずに指の腹で優しく洗い、十分に洗い流す。

洗いすぎ、こすりすぎは厳禁です。ぬるま湯につかって肌を優しくなでるだけで、体の汚れの大半は落ちます。石けんはよく泡立てて、逆さまにしても落ちないくらいきめの細かいしっかりとした泡を作り、手でなでるようにして体を洗います。毎日石けん（シャンプー）を使うのは、頭、脇《わき》の下、股間《こかん》の「毛が多くある部位」、顔や胸、背中の「皮脂の出やすい部位」、手や足の「汚れやすい部位」だけでよく、そのほかの部位は、2〜3日に1度、石けんを使えば十分です。

（小林美咲）

体の洗い方

ナイロン
タオルは
NG

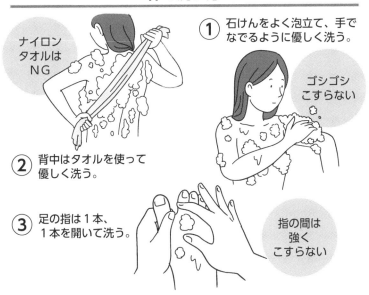

① 石けんをよく泡立て、手でなでるように優しく洗う。

ゴシゴシ
こすらない

② 背中はタオルを使って優しく洗う。

③ 足の指は１本、１本を開いて洗う。

指の間は
強く
こすらない

かかとのケア

入浴時は角質がふやけた状態で削りすぎてしまいがち。入浴前の乾いた状態で角質の表面をほんの少し削り取るようにする。

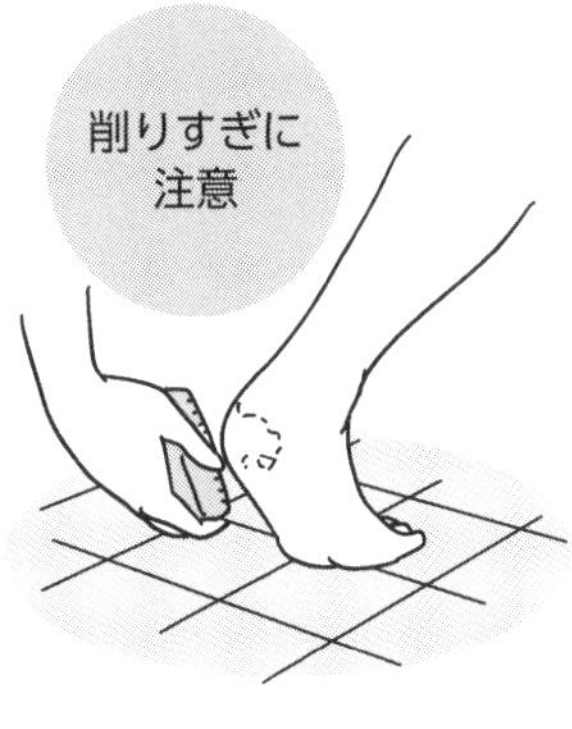

水虫や悪臭を防ぐために毎日足のケアを

足は細菌が繁殖しやすい。入浴しない日は「足浴」をする。血行促進や冷えの改善にも有効。

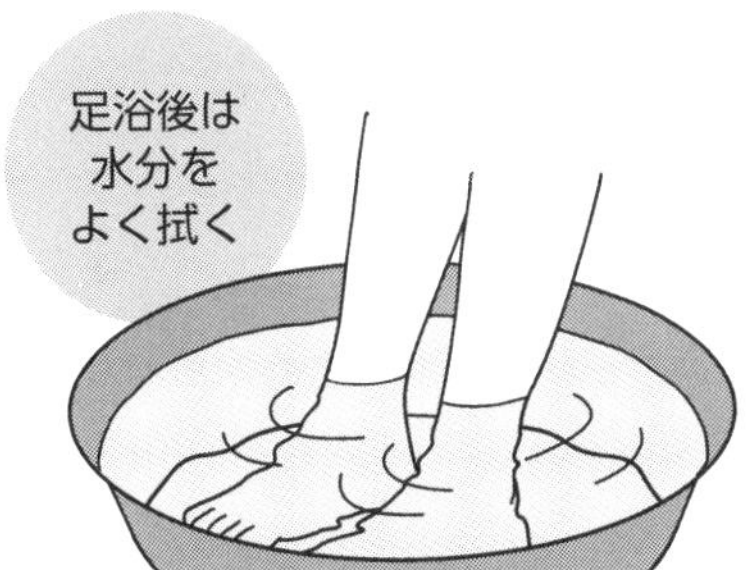

Q130 マスクを着けるとかゆくなります。何か解消法はありますか？

新型コロナウイルス感染症対策の一環としてマスクの着用が推奨されて以降、マスクを着用する時間は劇的に増えました。こうしたマスクの長時間着用による問題として、早い段階からかぶれに対する悩みの声が上がっています。口の周辺やほおが赤くなる、かゆくなる、ヒリヒリする、ブツブツや水ぶくれができて、ほてった感じになる……といった症状があげられています。

かぶれは、外部からの刺激によって皮膚に起きる炎症「接触性皮膚炎」の俗称で、その名のとおり、原因となる物質が皮膚に接触して炎症を起こすこともあれば、アレルギー性のものもあります。

接触性皮膚炎を起こしにくいマスクという観点でいえば、できれば布製のもの、特に肌に優しいコットン100％のものがおすすめです。布製は、洗えば何度でも使用できるという利点もあります。ただし、洗剤の洗い残しがあると、逆に肌を刺激してしまうので注意が必要です。

（髙森建二）

Q131 手のアルコール消毒でアトピーが悪化することはありますか？

マスクの着用に伴う接触性皮膚炎（Q130を参照）と同様、新型コロナウイルス感染症の流行以降に増加してきているのが、消毒液を原因とする手荒れの症状です。

消毒液の主成分は、エチルアルコール（エタノール）と呼ばれるもので、一般的な消毒用アルコールです。新型コロナウイルスはこのアルコールに弱いということがわかり、そこから一気に需要が高まり、各家庭にまで普及しました。

アルコールは脂を取り除く脱脂作用が強いため、何度も使用していると手の皮脂膜が失われます。その結果、皮膚のバリア機能が低下し、かぶれやすい肌になり、手荒れなどが起こるのです。当然、皮膚のバリア機能がもともと低いアトピー性皮膚炎の患者さんがアルコールを使えば、症状が悪化することはあります。

そのため、手荒れの対策として保湿効果の高い塗り薬を使用して、スキンケアを心がけてください。ちなみに、最近では保湿剤入りのアルコール消毒液も販売されていますので、試してみるのもいいでしょう。

（高森建二）

Q132 ペットを飼っても大丈夫ですか?

犬や猫といったペットの毛やフケは、ダニやカビ、ホコリ、花粉などとともに、アトピー性皮膚炎の発症や悪化、再発の環境的な要因となるアレルゲンの一つに数えられます。ペットの毛やフケ自体がアレルゲンであるばかりでなく、それらをエサとするダニが増殖するという問題もあります。また、ペットが家の内外を行き来する場合は、外から別のアレルゲンを運んできてしまう可能性もあります。

もちろん、アトピー性皮膚炎はいくつもの要因が重なって発症する病気であり、ペットを飼ったことによって、誰もが発症するわけではありませんが、**家族にアレルギー疾患《しっかん》がある人の場合は、新たに犬や猫のような毛のあるペットを飼うのはやめておいたほうが無難でしょう。**

すでにペットを飼われていて、そばにいるとかゆくなるなどの症状がある場合は、できるだけ家の外で飼うようにしましょう。主な対策としては、犬の毛やフケを小まめに掃除すること、カーペットよりも掃除しやすいフローリングの部屋で飼うこと、毛やフケが付着しやすい布団やソファーに乗せないことなどがあります。（高森建二）

Q133 プールに入っても大丈夫ですか？

アトピー性皮膚炎とプールとの関係ですが、海外の研究では、プールの消毒液に含まれる塩素化合物が皮膚を刺激し、傷つけることから、アトピー性皮膚炎の症状を悪化させたという症例が報告されています。ですので、アトピー性皮膚炎がひどいときは、軽い刺激に対しても皮膚が過敏に反応し、症状が悪化してしまうため、プールへの入水はさけたほうが無難でしょう。

ただし、症状が軽く、皮膚の状態が安定しているときは、プールに入ってもかまいません。子供にとって、水泳は遊び心を満足させ、立派な骨格を作るなど、精神・肉体の両面にいいスポーツです。また、アトピーにとって、水に入ること自体は悪いことではありません。水泳は汗などのアレルゲンがすぐに水に流されるため、アレルギー反応を起こさないですみます。まさに、汗とうまく付き合えるスポーツなのです。

その場合、泳いだ後に念入りにシャワーを浴び、プールの水に含まれる塩素をきちんと洗い流すことが大切になります。また、目のまわりもよく洗いましょう。さらに、プールの前後に保湿剤を塗るなどの対策をしておくといいでしょう。

（高森建二）

Q134 海に入るとよくなると聞きました。本当ですか？

アトピー性皮膚炎には古くから、「毎日、海水浴をしていたらアトピー性皮膚炎がよくなった」「アトピーの治療には海水がいい」など、主に海水に含まれる塩分の効果を伝える説があります。

例えば、中東のイスラエルとヨルダンの国境に死海という湖があります。塩分濃度が非常に高く、その濃度は海水の約10倍ともいわれる湖です。この死海の塩辛い水につかると、アトピー性皮膚炎の症状が改善される……という説がありました。しかし、後年になって判明したのですが、アトピー性皮膚炎に効果があったのは、塩分濃度の高い死海の水ではなく、日光浴による紫外線の作用だったのです（Q１２３を参照）。水につかるさいに水着であったことが、日光浴をより効果的にしたと考えられています。

プールの消毒液同様、塩水も皮膚に刺激を与えるため、アトピー性皮膚炎の症状がひどいときは、海水浴もさけたほうがいいでしょう。

（高森建二）

Q135 マグネシウム入浴は効果がありますか？

近年、話題を集めている入浴剤の一つに「エプソムソルト」があります。エプソムソルトとは、「硫酸マグネシウム」とも呼ばれる無機化合物で、欧米を中心に入浴剤として広く愛用されています。その効能としては、温熱効果が非常に高いので血流をよくし、筋肉をほぐすことから、肩こりや腰痛を和らげるといわれています。また、発汗作用が高いことから、むくみ解消や便秘解消などのデトックス効果もあります。

このエプソムソルトには、マグネシウムを肌から吸収することでセラミドの合成を促進し、皮膚のバリア機能を回復する役割が指摘されており、アトピー性皮膚炎や乾燥肌の改善にも効果が期待されているのです。ただし、現時点ではアトピー性皮膚炎が治るという確かなエビデンス（科学的根拠）はありません。

逆に保温・温熱効果の高い入浴剤を使うと、温度の刺激でかゆみが出てしまう場合もあるため注意が必要です。入浴剤を選ぶさいは、保温効果の高すぎるものや、肌を乾燥させる成分が配合されているものはさけるようにしましょう。

（髙森建二）

Q136

アトピー性皮膚炎に効くアロマはありますか？

アロマセラピー（アロマテラピー）は、植物から採取される精油（エッセンシャルオイル）、または植物の芳香や薬効成分を利用して、病気や外傷の治癒《ちゆ》、病気の予防、そして疲れた心身を癒《いや》すリラクゼーションなどを目的とした芳香療法です。

アトピー性皮膚炎の患者に対するアロマセラピーとしては、細菌やウイルスに有効で、抗アレルギー効果もあるといわれる「ティーツリー」を中心に使用されています。ティーツリーは殺菌作用が非常に強く、高濃度で皮膚の創部の殺菌に使われたり、内服されたりと安全性が証明されており、希釈して使用するならば刺激の少ない精油といわれています。

ティーツリーのほかには、鎮静作用のあるラベンダーや抗アレルギー作用の強いローマンカモミール、抗炎症作用のあるブラックスプルースなどがあります。

アロマセラピーによるアトピー治療の効果としては、もちろん個人差はありますが、2～3週間でかゆみが減少し、症状が改善したという例もあり、補助療法の一つとして試してみてもいいかもしれません。

（髙森建二）

Q137 乾布摩擦には効果がありますか？

乾布摩擦は、乾いた手拭いやタオルで直接ゴシゴシと肌をこすり、その刺激によって自律神経を鍛え、カゼ予防や体力向上、免疫力アップなどの健康的な効果をうたった民間療法の一つです。

また、乾布摩擦には、冬場の寒い季節に上半身裸の状態で行うという副次的な要素もあり、寒冷に対して強さを養うという心理面での強化も備えられています。

医療の現場では長らく、冷水浴などとともに気管支ぜんそくの患者さんの治療に有効だとして行われてきました。

しかし、アトピー性皮膚炎の治療法として考えた場合、乾布摩擦は全く推奨できません。アトピー性皮膚炎は肌に炎症がある病気ですが、乾布摩擦は皮膚に過剰な刺激を与えることで角層を傷つけ、皮膚のバリア機能を低下させる要因となり、かゆみの症状を増幅させてしまうからです。

同様に垢《あか》すりマッサージも、皮膚のバリア機能を低下させてしまうという理由でおすすめできません。

（髙森建二）

Q138 スポーツをするときに注意することはありますか？

アトピー性皮膚炎の治療においては、皮膚に対する直接のスキンケアと同様に、心理的なストレスをいかにコントロールしていくか、という点も非常に大切になります。Q121でも述べたように、アトピー性皮膚炎の悪化要因の一つであるストレスを解消するうえで、スポーツやトレーニング、ストレッチなどは誰もがすぐに始められるという点でおすすめの方法です。

スポーツをするときの注意事項として、運動後のスキンケアがあげられます。スポーツを行って、大量の汗をかくこと自体はいいのですが、そのままの状態にしておくと、アトピー性皮膚炎の症状が悪化してしまうことがあります。なぜなら汗はダニやカビなどとともにアトピー性皮膚炎の発症や悪化のきっかけとなるアレルゲンの一つであるからです。

運動をして汗をかいた場合は、すぐにシャワーを浴びて、汗や汚れを洗い流すといったケアを徹底しましょう。

（髙森建二）

Q 139 「かきグセ」が抜けないのですが、どうしたらいいですか？

成人型アトピー性皮膚炎の人は、ストレスによる掻破《そうは》行動（かくこと）が発症や悪化の原因になっているケースが多いといえます。ストレスを感じると、どこかをかいてしまう……。そんな習慣、「かきグセ」に気がついたら、「掻破行動ノート」をつけてみましょう。

★掻破行動ノートの書き方

かいていることに気がついたら、その都度《つど》、日時、かいた部位、状況（思い当たる理由）などを書き込みます。就寝・起床時間、食事、生活習慣も書いておくといいでしょう。手帳を用意するか、スマートフォンに記録するのも手軽です。

掻破行動ノートを書きはじめると、多くの患者さんは掻破行動を自覚できるようになります。かいている人のほとんどが、「かゆくないのに、かいている」ことを自覚し、「かくことをやめよう」と意識するようになるのです。

自身の掻破パターンもわかるので、気温や湿度の変化、気持ちの浮き沈み、試験前や職場でのプレッシャー、家族とのいさかい、友人や隣人とのトラブルなどの人間関係……。**「どんなときにかきたくなる気持ちをコントロールしやすくなるのか」を知ることで、対策を立てることができると同時に、かきたくなる**のです。

また、引っ越し、進学や就職、昇進、結婚、妊娠、出産など、周囲からみれば喜ばしい出来事であっても、生活や環境の変化が大きなストレスとなっていることもあります。こうした精神的なストレスを一つずつ自覚していくことも、かきグセを改善させるために大切なことです。注意してほしいのは、無理して掻破行動を抑え込もうとするあまり、そのこと自体が大きなストレスになってしまうことです。

かきグセのある人は、かくことは肌によくないことを十分に理解していると思います。それなのに、やめられないから「クセ」なのです。クセを直すとき、何もせずただじっと我慢するだけというのは難しいものです。対策としては、「クセの置き換え」があります。かきたい衝動にかられたら、**両手を使う肌に害のない別の行動に置き換えるという方法です**。例えば、タオルやハンドグリップを握る、ルービックキューブや知恵の輪などのパズルをやる、スマートフォンなどでゲームをやる、など何でもかまいません。手を組んで深呼吸、軽いストレッチをする、手洗いをして保湿剤を塗る、などもおすすめです。

（小林美咲）

Q140 かきすぎて出血してしまったときは、どう対処すればいいですか？

血が出るほどかきむしってしまったときは、細菌感染に注意が必要です。患部を清潔に保つとともに、無意識にかいてさらに悪化させないように、**ガーゼなどで患部を保護する**といいでしょう。患部を洗うときは、強くこすらないように注意します。

皮膚をかき壊すと、本来、皮脂膜によって細菌の侵入を防いでいるバリア機能が低下します。かけばかくほどバリア機能が破壊され、細菌の侵入口を増やしてしまうのです。細菌に感染すると皮膚は炎症を起こし、赤くはれて膿《うみ》が出てきます。膿は、細菌と戦って壊れた白血球や死んだ細菌などを含んだ液体で、粘りやにおいがあり、感染した細菌の種類によって黄色や緑色になります。いったん化膿《かのう》すると、傷の治りが遅くなるばかりか、周囲の部位に広がることもあります（Ｑ１４１を参照）。予防が何より大切ですが、もし化膿してしまったら早めに受診してください。化膿した部位には、抗菌剤（抗生物質）を使って治療し、アトピー性皮膚炎の患者さんでは、抗生物質配合のステロイド外用薬を用います。

（小林美咲）

Q 141 透明や黄色がかった浸出液が出て気持ち悪いです。どうすればいいですか？

「浸出液」は、炎症やかき壊しなどによって傷ついた皮膚を再生するために分泌《ぶんぴつ》される免疫細胞を含む体液です。炎症が治まれば浸出液も止まります。水で洗い流して患部を清潔に保ち、ステロイド軟膏《なんこう》を塗り、ガーゼなどで患部を保護するといいでしょう。

ただし、浸出液が黄色がかっていたり、においや粘りけがある場合は、**細菌感染が起きている場合が多いといえます**。黄色ブドウ球菌に感染して起こる「水疱《すいほう》性膿痂疹《のうかしん》」は、強いかゆみを伴い、かくことによって水疱（水ぶくれ）や膿疱《のうほう》（膿の入ったできもの）が破れ、その中の細菌があちこちに飛び散って広がり、新たな水疱、膿疱ができます。またたく間に広がってしまうことから、火事の飛び火に例えて「とびひ」と呼ばれます。また、主に溶連菌が原因菌となって強い炎症が起こり、皮膚が赤くはれ、膿疱が多発してかさぶたができる「痂皮《かひ》性膿痂疹」があり、アトピー性皮膚炎に合併すると重症になりやすい傾向があります。これらは、原因菌を退治するための「抗菌薬（抗生物質）」による治療が必要です。悪化する前に皮膚科を受診しましょう。

（小林美咲）

Q142 言葉の通じない乳幼児のかきグセを直すにはどうしたらいいですか？

子供が肌をポリポリとかいているのに気がつくと、「かいちゃダメ！」といってしまうことが多いと思います。しかし、かゆいときにかいちゃダメといわれても、小さな子供はどうしていいかわからないものです。しかられたことがストレスになって、よけいにかゆみにつながってしまうこともあります。かいているのに気がついたら、子供の両手を取って、手遊びを始める、歌ってあげる、ダンスをするなど、**楽しいこと、喜ぶことをいっしょにやって、かくという行為から気持ちをそらしてあげましょう。**

生後数ヵ月～１歳未満の赤ちゃんの顔に引っかき傷がある、あるいは、抱っこをしているときにお母さんの洋服に顔をこすりつけたり、寝かせているときにシーツに肌をこすりつけたりしている場合は、かゆいからかいていると考えられます。処方された外用薬が症状より弱すぎることはありませんか？　ご両親が怖がって外用薬を少ししか塗っていない、ということはありませんか？　症状によっては抗ヒスタミン薬を一時的に服用、追加するのも効果的です。医師に相談してみましょう。

（小林美咲）

Q 143

かゆくて眠れないときの対処法を教えてください。

昼間は忙しくて搔破《そうは》行動を抑えられていても、夜になると無性にかゆくなる――という人は少なくありません。かきたい衝動を抑えるのは難しいですが、患部を冷やす（Q101を参照）、意識をそらす方法（Q102を参照）を実践してみましょう。

寝ながらかいていると、かくことに集中してしまうので、一度起きて、好きな本を読んだり、好きな音楽を聴いたり、軽いストレッチやマッサージをする、窓を開けて外気を取り入れる、庭やベランダに出て気分を変えるのもいいでしょう。

また、眠っている間に無意識にかきむしってしまったさいにも、皮膚へのダメージが最小限ですむように、Q144で紹介する「かき壊し対策」を試してみてください。

成人型アトピー性皮膚炎では特に、さまざまな要因が重なり合って発症、悪化が起こりますが、中でも睡眠不足は、症状が悪化する大きな要因になります。現在行っている治療やケアが、症状に合っていないことも考えられますので、医師といっしょに、原因や生活全体を見直し、治療方針について相談してみましょう。

（小林美咲）

Q 144 寝ているとき無意識にかいてしまうのですが、何かいい対策はありますか？

寝ている間の無意識でのかきむしりには、以下の対策を行いましょう。

かき壊し対策

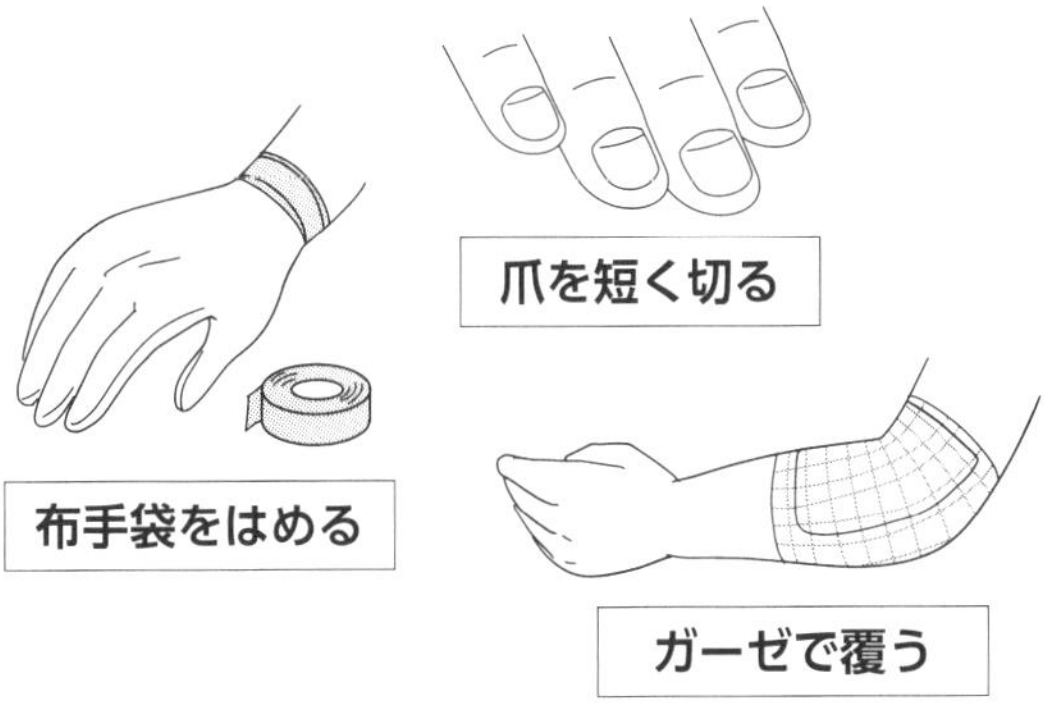

●**爪《つめ》を短く切る**……引っかいたとき、爪が長いとよりいっそう皮膚を傷つけてしまいます。丸い形に爪を短く切り、ヤスリをかけてなめらかにします。

●**手袋をはめる**……薄手の布手袋を利用します。無意識に外さないように手首に紙絆創膏《ばんそうこう》を巻くのも一案です。かきむしり防止手袋も市販されています。

●**患部をガーゼで覆う**……外用薬を塗った患部にガーゼを当て、伸縮ネット包帯で固定します。ふつうの包帯でもいいですが、伸縮ネット包帯はムレにくく、ズレにくいのでおすすめです。

（小林美咲）

Q145 アトピー性皮膚炎に悩む子供に親としてどう接すればいいですか？

アトピー性皮膚炎で悩んでいる子供と向き合うとき、かわいそうと思って接するのではなく、あくまでも明るくふつうに接してあげてください。

乳児から小学生までの子供には、「かわいそう」は禁句です。幼少期からいいつづけていると、「自分はかわいそうな人間なんだ」と自信を失ってしまいます。ことあるごとに抱きしめて「アトピーであっても関係なく、大切な存在だ」と伝えてあげましょう。

思春期の子供は、外見を特に気にする時期でもあります。顔を見るたびに、よくなった、悪くなった、と一喜一憂するのはやめましょう。かえって傷つけてしまいます。家族だけは自分を許容してくれると思えるだけで、安心することができます。

30代以降になると、治療をあきらめてしまっている、メディアなどから情報を得すぎて何がいいのかよくわからなくなっている、脱ステロイドとかたくなに治療を拒んでいる人もいます。つらいと訴えてきたら、あきらめずに積極的に治療を続けていけば、よくなるチャンスはたくさんあることを伝えてあげてください。

（小林美咲）

Q 146 アトピー性皮膚炎治療の最新情報を得るにはどうすればいいですか？

現代社会はインターネットを中心にさまざまな情報があふれ、便利になっている一方、正しい情報にアクセスすることも難しくなってきています。

アトピー性皮膚炎治療の最新の知見に基づく正しい情報を得るためにおすすめなのが、「アレルギーポータル」というウェブサイト（https://allergyportal.jp）です。

アレルギーポータルは、日本アレルギー学会と厚生労働省の共同事業である総合情報サイトです。サイトの構成としては、さまざまなアレルギー疾患《しっかん》の特徴や治療方法などの基礎知識から、アレルギーに対する質問、医療機関情報、書籍情報、災害時のアレルギー疾患情報、そして日本の取り組みや法令、研究についての情報までが、見やすく得られるようになっています。

「医療機関情報」というページ内では、各自治体の相談窓口や都道府県アレルギー疾患医療拠点病院、アレルギー専門医などを調べることができるので、ぜひ活用してみてください。

（髙森建二）

アトピー
かゆみ・じんましん
皮膚とアレルギーの名医が教える
最高の治し方大全

2021年8月11日　第1刷発行

編 集 人　上野陽之介
シリーズ統括　石井弘行　飯塚晃敏
編　　集　わかさ出版
編集協力　田中元樹　山本亜作子　高梨聖昭（MaK Office）
装　　丁　下村成子
本文デザイン　熊坂 弘（MaK Office）
イラスト　前田達彦
発 行 人　山本周嗣
発 行 所　株式会社文響社
〒105-0001　東京都港区虎ノ門２丁目２−５
共同通信会館９階
ホームページ　https://bunkyosha.com
お問い合わせ　info@bunkyosha.com
印刷・製本　中央精版印刷株式会社

©文響社 2021 Printed in Japan
ISBN 978-4-86651-404-8

本書は専門家の監修のもと安全性に配慮して編集していますが、本書の内容を実践して万が一体調が悪化する場合は、すぐに中止して医師にご相談ください。また、疾患の状態には個人差があり、本書の内容がすべての人に当てはまるわけではないことをご承知おきのうえご覧ください。


落丁・乱丁本はお取り替えいたします。本書の無断転載・複製を禁じます。

本書の全部または一部を無断で複写（コピー）することは、著作権法上の例外を除いて禁じられています。

購入者以外の第三者による本書のいかなる電子複製も一切認められておりません。

定価はカバーに表示してあります。

この本に関するご意見・ご感想をお寄せいただく場合は、郵送またはメール（info@bunkyosha.com）にてお送りください。